Gerda Zölle

AF833323

Äußere Anwendungen
– hilfreiche Begleiter in der palliativen Pflege

herausgegeben von Nadine Lexa

Palliative Care für Einsteiger Band 9

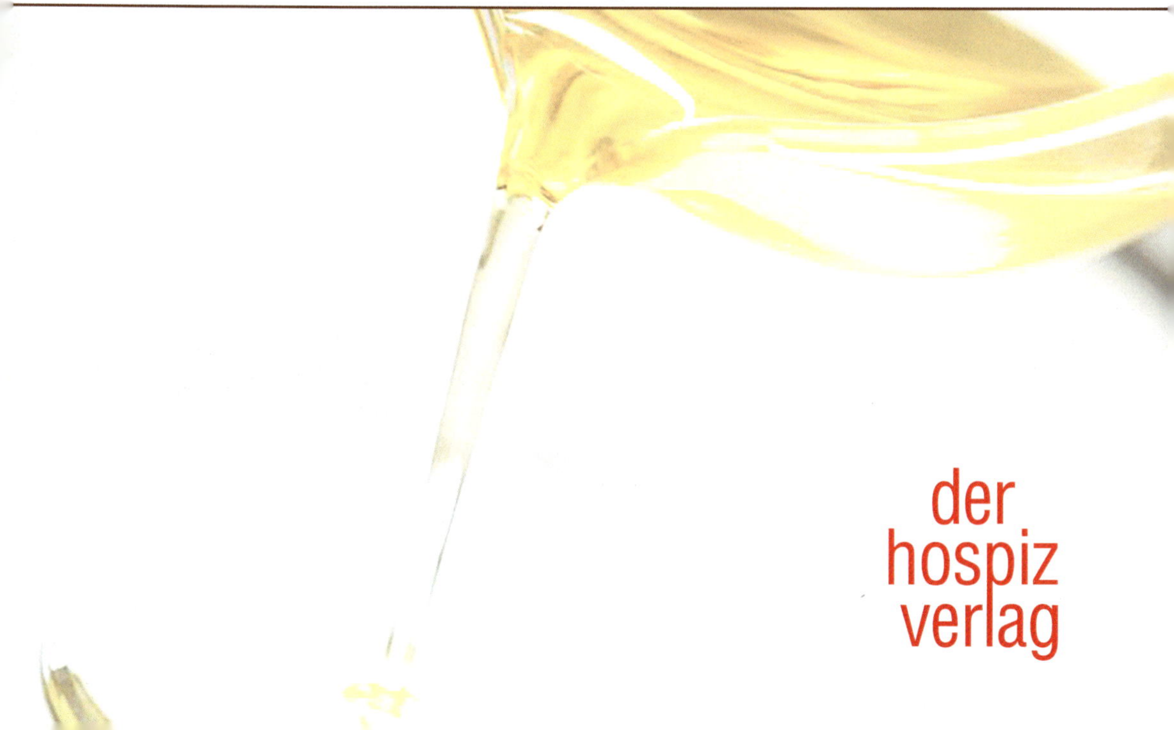

der hospiz verlag

Vorwort

„Es weiß keiner von uns, was er wirkt und was er Menschen gibt. Es ist für uns verborgen und soll es bleiben. Manchmal dürfen wir ein klein wenig davon sehen, um nicht mutlos zu werden."

Albert Schweitzer

Palliative Care bedeutet Betreuung und Begleitung von Betroffenen und deren An- und Zugehörigen im letzten Lebensabschnitt. „Palliative Care für Einsteiger" erweitert mit dem wichtigen Thema „Äußere Anwendungen" die Buchreihe. Das Thema wird durch eine erfahrene Praktikerin auf diesem Gebiet, Frau Gerda Zölle, sowohl theoretisch als auch praxisnah bearbeitet. Frau Zölle verfügt über eine exzellente Fachexpertise, die sowohl auf ihrer jahrelangen Praxiserfahrung unter anderem in Pflegeeinrichtungen, in Hospizen und in der häuslichen Versorgung beruht als auch auf fundiertem theoretischen Wissen unter anderem in der Anthroposophischen Pflege. Frau Zölle ist Altenpflegerin, Lehrerin für Pflegeberufe und und Palliativfachfrau für WALA® Arzneimittel.

Das Angebot der äußeren Anwendungen bietet ein unterstützendes und/oder ergänzendes Angebot, wenn medizinische Therapien nicht zur erhofften Linderung für Betroffene beitragen. Äußere Anwendungen gehören als pflegetherapeutische Maßnahme, die erfolgreich und zudem schnell und meistens kostengünstig angewendet werden kann, zum professionellen Handwerkszeug eines jeden professionell Pflegenden. Ebenso lässt es sich von Laien nach Anleitung durch eine Pflegefachkraft erlernen.

Äußere Anwendungen wirken unter Berücksichtigung der individuellen Bedürfnisse des Betroffenen behutsam für Körper, Geist und Seele. Sie stellen somit eine sorgsame Unterstützung zur medizinischen Therapie bei der Symptomlinderung und zur Steigerung des Wohlbefindens in einer palliativen Begleitung dar.

In dem vorliegenden Buch erhält die Leserschaft kurze und einfache Anleitungen für die Umsetzung des Konzepts in die Praxis. Des Weiteren zeigen Beispiele und Anleitungen, wie Äußere Anwendungen zu einer gelungen Symptomkontrolle beitragen können.

In diesem Buch erhalten Sie: schnell nachschlagbares Grundwissen über Indikationen, Kontraindikationen und Wirkungsweise zur praktischen Umsetzung. Ebenso finden Sie wichtige Informationen über Wirksubstanzen und Bezugsadressen als auch einen Überblick über Maßnahmen bei bestimmten Pflegeproblemen.

Jeder Betroffene hat sein Leben, seine Würde - und seinen individuellen Tod. Das vorliegende Buch leistet für Betroffene und dessen Begleiter einen wichtigen Beitrag, beruht es doch auf der Erkenntnis, dass das Leben zu erhalten gleichzeitig bedeutet Lebensqualität zu erhalten.

Nadine Lexa, MAS
Herausgeberin der Buchreihe „Palliative Care für Einsteiger“

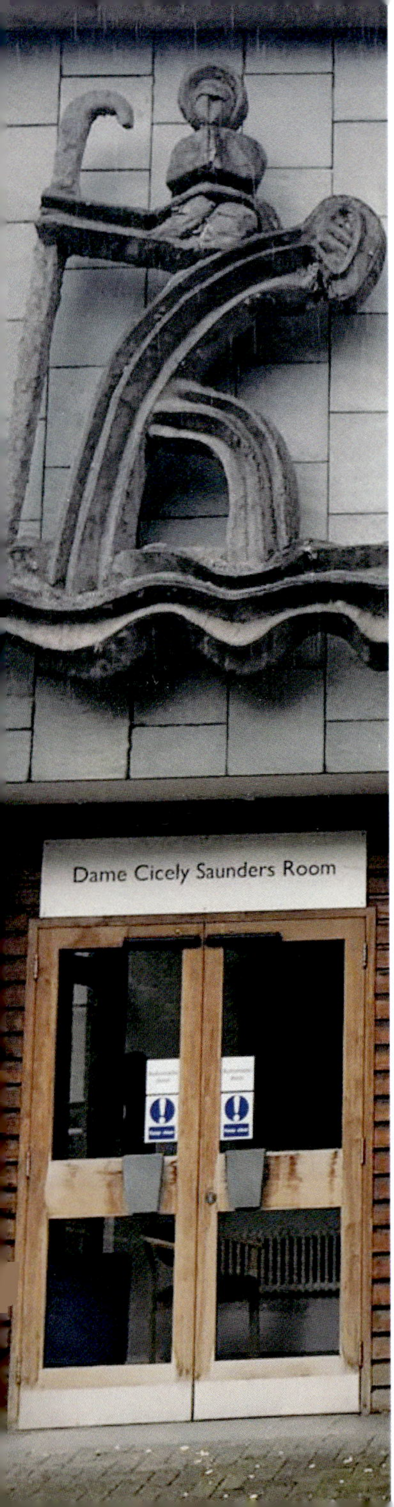

„Es geht nicht darum, dem Leben mehr Tage zu geben, sondern den Tagen mehr Leben."
Cicely Saunders (1918–2005, Begründerin der Palliative Care)

Nur keine Berührungsängste

Liebe Leserin, lieber Leser,

mit diesem Buch möchte ich Sie unterstützen, entlasten und ermutigen. Als erfahrene Altenpflegerin weiß ich, wie fordernd, aber auch wie erfüllend die Begleitung eines Menschen sein kann, dessen Lebenszeit zu Ende geht.

Eine derartige Aufgabe leisten nicht nur Profis, sondern auch Begleiter/Begleiterinnen sowie Angehörige ohne Ausbildung in einem pflegerischen oder medizinischen Beruf. Wenn ich auf den folgenden Seiten von Palliativpflege spreche, dann sehe ich zum einen eine professionelle Pflege oder spezialisierte Palliativteams vor mir, zum anderen aber auch viele tatkräftige Laien. Vor allem für letztere ist mein Buch gedacht. Denn nach wie vor stemmen Angehörige einen Großteil der häuslichen Pflege.

Worum geht es dabei? Pflege – und ganz besonders die Pflege am Lebensende – ist eine im wahrsten Sinne des Wortes berührende Aufgabe. Deshalb kommt Berührungen eine so wichtige Rolle zu.

Berührungen sind Lebenselixiere. Sie drücken Zuneigung aus, sie geben Halt, sie schenken Geborgenheit, sie nehmen Ängste. Jede Berührung ist eine momentane Begegnung von Mensch zu Mensch. Berühren können Sie mit Ihren Händen, mit Worten, mit Ihrer spürbaren Anwesenheit – oder mit Wickeln, Auflagen, Einreibungen, Waschungen und Bädern.

Diese so genannten äußeren Anwendungen sind besonders intensive Berührungen, denn sie wirken über Wärme und über eine Substanz noch lange nach. Zudem eignen sie sich sehr gut für den Einsatz zu Hause und können auch ohne Vorkenntnisse angewandt werden. Alles was Sie wissen müssen, erkläre ich Ihnen auf den nächsten Seiten. Und viele der notwendigen Zutaten werden Sie in Ihrem Haushalt finden.

Nur keine Berührungsängste – probieren Sie äußere Anwendungen einfach aus. Ich wünsche Ihnen und den Menschen, die Sie pflegen, viele wohltätige Erfahrungen.
Ihre Gerda Zölle

Das ist Pflege:
„Perspektive geben!"

Inhalt

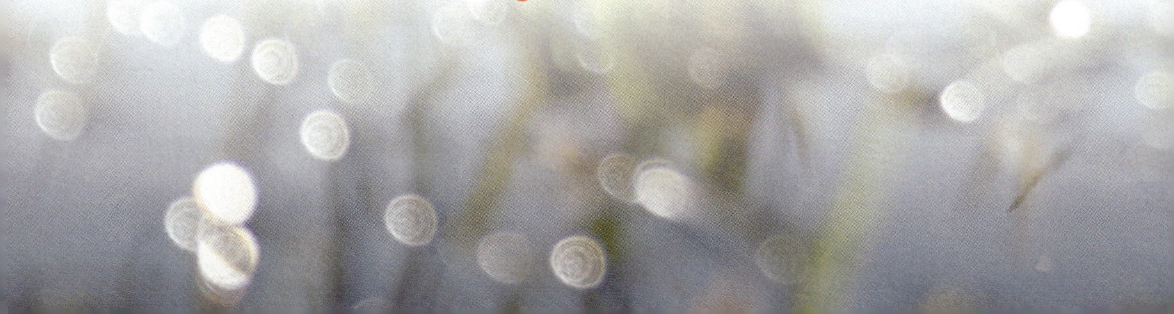

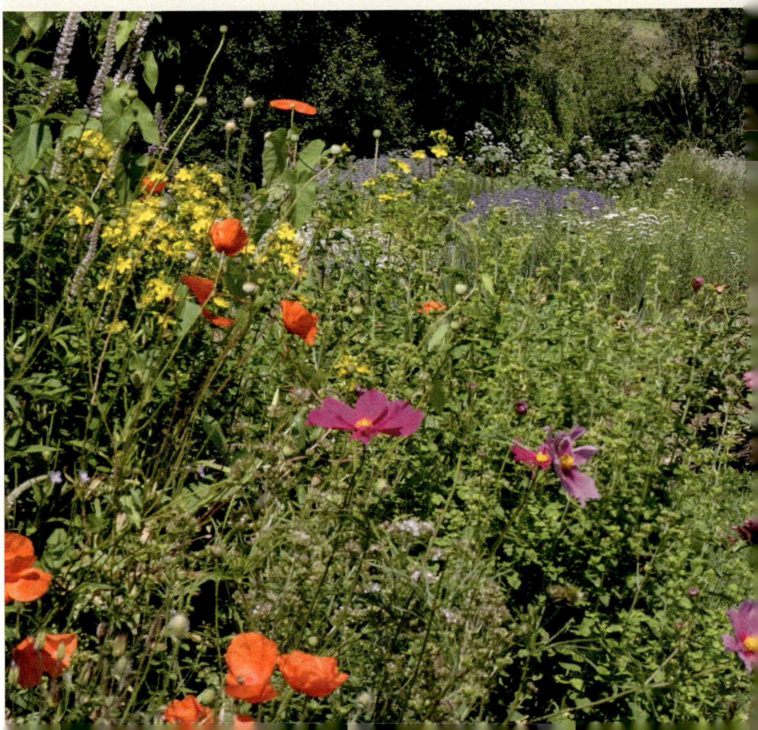

Einführung

Die Themen dieses Buches

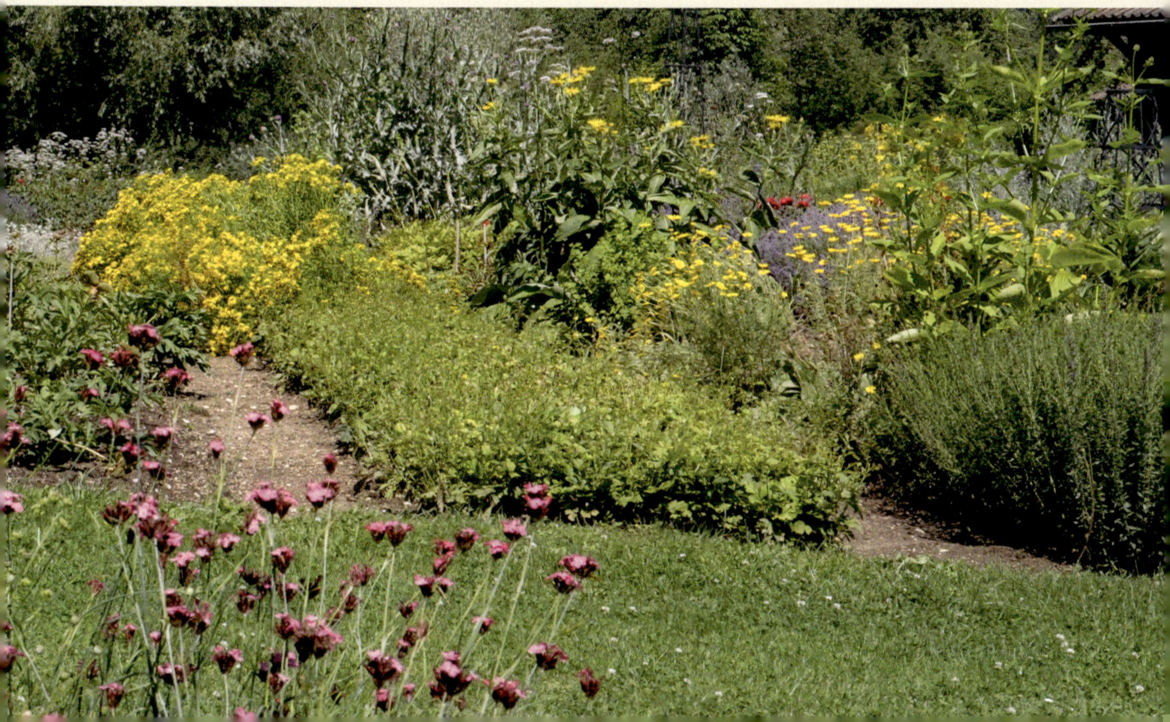

In diesem Kapitel:
- *Ermutigung*
- *Einführung Pflege*
- *Definition Palliativpflege*

Die Themen dieses Buches

Es gibt nicht viele – wirklich wichtige – Aufgaben im Leben

Einem todkranken Menschen das verbleibende Leben leichter zu machen, gehört sicher dazu. Deshalb habe ich große Achtung vor Menschen, die Sterbende pflegen, unabhängig davon, ob sie im professionellen oder familiären Umfeld tätig sind.

Was müssen Profis, was dürfen Laien tun?

Pflegefachkräfte bringen nicht nur eine fundierte Ausbildung, fachliche Kompetenzen und Erfahrungen mit. Sie erkennen Zusammenhänge, können dementsprechend handeln und die Konsequenzen ihres Handelns abschätzen. Sie sind für das große Ganze unersetzbar.

Laien aber können sich informieren oder anleiten lassen und im kleinen Rahmen eigenverantwortlich arbeiten. Die tägliche Körperpflege und Ernährung, das Lindern von Beschwerden und Beobachten kleiner Fort- oder Rückschritte sind in den Händen begleitender Laien, Angehöriger oder ehrenamtliche Begleiter/Begleiterinnen gut aufgehoben. Die Zeit, die sie investieren, die tiefe Verbundenheit und Liebeskraft haben sie pflegenden Profis voraus.

Gut, dass es in der Pflege beide Qualitäten gibt.

Einen Menschen in einer palliativen Lebenssituation zu begleiten, benötigt Liebesfähigkeit, Kraft, Respekt, Mut und eine Portion praktisches Wissen. Das nötige Wissen können Sie sich aneignen. Und die anderen Eigenschaften bringen Sie bestimmt mit, sonst würden Sie nicht über die Pflege eines Menschen am Ende seines Lebens nachdenken oder sich bereits engagieren.

Wie dieses Buch Sie dabei unterstützen kann

Im Folgenden möchte ich Sie ganz persönlich bestärken und mit guten pflegerischen Ratschlägen ermutigen. Es geht in meinem Buch weniger um richtig oder falsch. Es geht um das Geschenk, das Sie anbieten, indem Sie sich als Begleitung zur Verfügung stellen. Wohlgemerkt: anbieten. Es ist möglich, dass Ihr Angebot abgelehnt wird. Vor allem als Angehörige/Angehöriger fühlen Sie sich dann schnell selbst abgelehnt oder hilflos oder überfordert. Deshalb sollten Sie sich nicht nur um einen anderen Menschen, sondern auch um sich selbst gut kümmern.

Es geht in meinem Buch weniger um richtig oder falsch. Es geht um das Geschenk, das Sie anbieten, indem Sie sich als Begleitung zur Verfügung stellen.

Dieses Thema ist mir so wichtig, dass ich ihm ein eigenes Kapitel am Ende des Buches widme. Auf den Seiten davor möchte ich Ihnen therapeutische Begleiter vorstellen, die Ihnen in allen Phasen der Palliativpflege wertvolle Dienste leisten werden: äußere Anwendungen. Und hier, in dieser Einführung, umreiße ich kurz den Ansatz der Palliativpflege und stelle Ihnen eine Frau vor, die mich beeindruckt und inspiriert hat: Cicely Saunders. Ohne sie gäbe es die Palliativpflege nicht.

Was meint Palliativpflege eigentlich?

Eine palliative Pflege richtet sich an Menschen, die lebensbedrohlich, nicht (mehr) heilbar erkrankt sind und deren Sterben sich in den nächsten Jahren, Monaten, Wochen abzeichnet oder bereits einsetzt. Es können unheilbar kranke Kinder sein oder alte Menschen, deren Lebenskräfte versagen, wache Patienten/Patientinnen oder Koma-Patienten/-Patientinnen, dankbare oder abweisende Menschen.

Die palliative Pflege ist dabei eine von vier Säulen einer ganzheitlichen palliativen Begleitung, auch als Palliative Care bekannt.

Palliativpflege ist eine von vier Säulen der palliativen Begleitung (Palliative Care)

- Palliativpflege: spezielle pflegerische Maßnahmen zur Begleitung eines Patienten/einer Patientin
- Palliativmedizin: gezielte Therapie und Symptomkontrolle von Schmerzen und anderen Beschwerden
- psycho-soziale Begleitung: emotionale Unterstützung des Patienten/der Patientin
- spirituelle Begleitung: Klärung letzter unerledigter Dinge

Ziele des ganzheitlichen Palliative Care-Ansatzes:

- Die Verbesserung der Lebensqualität von Patienten/Patientinnen und ihren Angehörigen, die mit einer lebensbedrohlichen Erkrankung konfrontiert sind
- Eine bedürfnisorientierte Begleitung in allen Stadien des Leidens und Sterbens
- Konkret: Angst nehmen, Schmerzen lindern, ein würdevolles Leben ermöglichen

Eine Begleitung all dieser Patienten/Patientinnen hat nicht das Ziel zu heilen. Sie ist in erster Linie eine Steigerung der Lebensqualität. Als heilsam kann Palliativpflege dennoch empfunden werden, wenn sie den kranken Menschen in seiner Ganzheit erfasst und sich an Leib, Seele und Geist gleichermaßen wendet. Der Mensch, den Sie umsorgen, ist ja nicht nur eine gebrechliche Hülle. Er ist immer auch eine Persönlichkeit, die ihr Leben gemeistert hat, die bei einem bestimmten Musikstück ins Träumen kommt oder sich bei einem Duft an eine besondere Begebenheit erinnert. Ein Beispiel: Herr Schubert hat sich früher immer um 10 Uhr die Zeitung geholt. Jetzt richte ich ihn zu dieser Zeit im Bett auf und reiche ihm die aktuelle Zeitung, die seine Kinder für ihn abonniert haben. So wird sein Interesse an der Welt wieder geweckt und aufrechterhalten.

„Heilsam ist, wenn jede/jeder so sein darf, wie sie/er ist, und bekommt, was sie/er braucht."

In diesem Sinne können Sie auch in der Palliativpflege heilsam tätig werden. Als Richtschnur empfehle ich gerne die 12 pflegerischen Gesten, siehe Seite 26/27. Sie machen den besonderen Blick deutlich, mit dem anthroposophisch geschulte Pflegende einem Menschen begegnen. Es ist nicht nötig, dass Sie selbst der Anthroposophie nahestehen, um mit diesen Gesten zu arbeiten. Aber vielleicht habe ich Ihr Interesse geweckt. Dann finden Sie weiterführende Informationen im Anhang (ab Seite 110).

Pflege mit einem anthroposophischen Blick

Allen, wirklich allen Menschen wird vermittelt: Wie krank du auch sein magst, wir stärken dich, wir fördern das, was gesund in dir ist. Denn es ist eine feste Überzeugung in der anthroposophischen Medizin bzw. Pflege, dass der Mensch in allen Phasen seines Lebens, auch am Lebensende, viele gesunde Anteile und Kräfte in sich hat.

(DAMiD/Dachverband Anthroposophische Medizin in Deutschland: www.damid.de)

Eine Begleitung all dieser Patienten/Patientinnen hat nicht zum Ziel zu heilen. Sie ist in erster Linie eine Verbesserung der Lebensqualität.

Seit wann gibt es Palliative Care?

Noch nicht sehr lange. Die moderne Hospizbewegung und das Konzept der Palliative Care sind mit einem Namen verknüpft: Cicely Saunders (1918 - 2005). Die englische Krankenschwester, Sozialarbeiterin und Ärztin stellte die Begleitung sterbender Menschen auf eine völlig neue Basis. Sie trat für eine umfassende Schmerztherapie ein, gründete 1967 ein vom staatlichen Gesundheitsdienst unabhängiges Hospiz und bezog Ehrenamtliche und Angehörige in die Palliative Care mit ein. Sie selbst nannte ihre Prinzipien zur ganzheitlichen Begleitung Hospice Care. Unter dem Begriff Palliative Care wurde ihre Arbeit vor allem in Europa und Nordamerika bekannt und inspirierte die Gründung vieler weiterer Hospize.

Vorläufer der modernen Pflege

Hospitium heißt Gastfreundschaft. Und so war ein Hospitium im Mittelalter eine Herberge für Pilgernde, Reisende, Arme oder Kranke – aus manchen entstanden Krankenhäuser. In Frankreich wurden derartige Pilgerherbergen Hôtel-Dieu genannt. In diesem Begriff klingt die christliche Grundhaltung an, das unmittelbare Mitmensch-Sein, um das es bei der Be-

Blick in die Unendlichkeit
Ferdinand Hodler

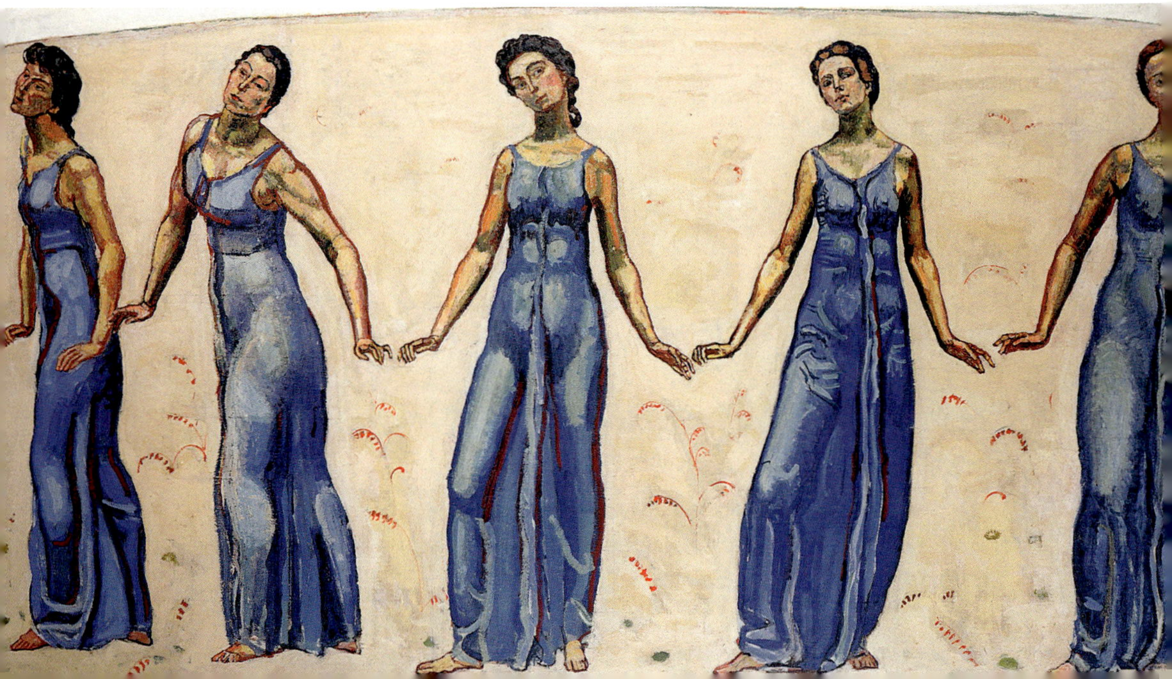

gleitung Sterbender geht. Hospize für Sterbende sind seit dem 19. Jhd. bekannt.

> *„Du zählst, weil Du du bist. Und du wirst bis zum letzten Augenblick deines Lebens eine Bedeutung haben."*
> *Cicely Saunders*

Mich begeistert an der Arbeit von Cicely Saunders besonders ihr positiver Ansatz. Dass sie leichter macht, was leichter zu machen ist. Dass sie auch beim Thema Sterben in die Zukunft blickt. Zukunft kann heißen: In der nächsten Stunde hast du keine Atemnot. Zukunft kann auch heißen: Wir gehen den Weg zusammen, egal wie lange er dauert. Palliative Care meint dabei ein äußeres und ein inneres Begleiten.

Pallium – der schützende Mantel

Der Begriff „palliativ" leitet sich vom lateinischen Pallium ab und beschreibt ein lockeres Manteltuch, wie es in der Antike üblich war. Das Bild ist sehr passend, denn ein palliatives Angebot legt sich wie ein schützender Mantel um den pflegebedürftigen Menschen.

Damit dieser Mantel dem Menschen, für den er gedacht ist, auch wirklich passt, sollten Sie vorab diese Fragen bezüglich des Sterbenden/der Sterbenden für sich klären:

Wer bist Du, was brauchst Du? Mit dieser Frage beginnt jede pflegerische Handlung. Was braucht dein Körper, was braucht deine Seele, was braucht dein Geist?

Pflege an der Schwelle zwischen Leben und Tod

Wer bist du? Wenn wir uns die Biographie eines Menschen anschauen, so erkennen wir, dass sie zwischen zwei Schwellen liegt. Eine Schwelle markiert das Tor zum irdischen Leben, das sich mit der Geburt öffnet. Wir atmen den ersten

Atemzug ein und ergreifen mit unserem Körper die Welt. Beim Tod lösen wir uns von unserem leiblichen Körper, atmen den letzten Atemzug aus und treten über eine weitere Schwelle aus dem irdischen Leben heraus.

*	†
Hülle ergreifen	Hülle verlassen
Erster Atemzug	Letzter Atemzug
Anfang, Ankommen	Ende, Gehen
Willkommen	Abschied
Erblühen	Verwelken

Das Leben zwischen diesen Schwellen ist ein beständiges Üben im Loslassen: Wir verlassen den Mutterleib, den Kindergarten, die Schule, verabschieden uns von den Großeltern, von zu Hause, beenden eine Ausbildung, eine Anstellung, lassen die Kinder ziehen, vielleicht auch eine Partnerin oder einen Partner, verlieren die Eltern und lassen ganz zum Schluss auch unser eigenes Leben los.

> *„Wird ein Mensch geboren, so stirbt ein Geist.*
> *Stirbt ein Mensch, so wird ein Geist geboren."*
> *Novalis (Georg Philipp Friedrich von Hardenberg)*

Wärme hilft beim Loslassen

Was brauchst du? Loslassen ist immer mit Schmerz verbunden, sei es auf der körperlichen oder auf der seelischen Ebene. Aber dieser Schmerz lässt sich lindern und verwandeln. Wärme ist ein ganz wichtiger Faktor in der palliativen Pflege. Sie umhüllt einen Menschen, sie entspannt und vertieft die Atmung, schafft Bewusstsein, lässt den eigenen Leib spürbar werden, gibt Geborgenheit und Sicherheit.

Es gibt eine äußere und eine innere Wärme

Mit jeder äußeren Anwendung tun Sie etwas für die äußere Körperwärme, aber sie regen auch die innere Wärmebildung an und unterstützen so das innere Gleichgewicht. „Es ist die Voraussetzung, dass ein Mensch sich in seinem Zuhause wohlfühlt, dass sich seine Seele beheimatet fühlen kann" – wie es Ursi Soldner, Expertin für anthroposophische Pflege, sagt.

Durch äußere Anwendungen können Sie Wärme anbieten – oder entziehen, wenn es ein Zuviel davon gibt. Mehr noch: Durch äußere Anwendungen lassen Sie immer auch eine Wirksubstanz sprechen. Schließlich schenken Sie mit einer äußeren Anwendung einem anderen Menschen Zuwendung.

Sind Sie neugierig geworden? Dann ist es an der Zeit, Ihnen verschiedene äußere Anwendungen vorzustellen und Ihnen zur Einstimmung etwas mehr über Handhabung und Haltung der anwendenden Person zu erzählen.

„Wer bist Du, was brauchst Du? Mit dieser Frage beginnt jede pflegerische Handlung."

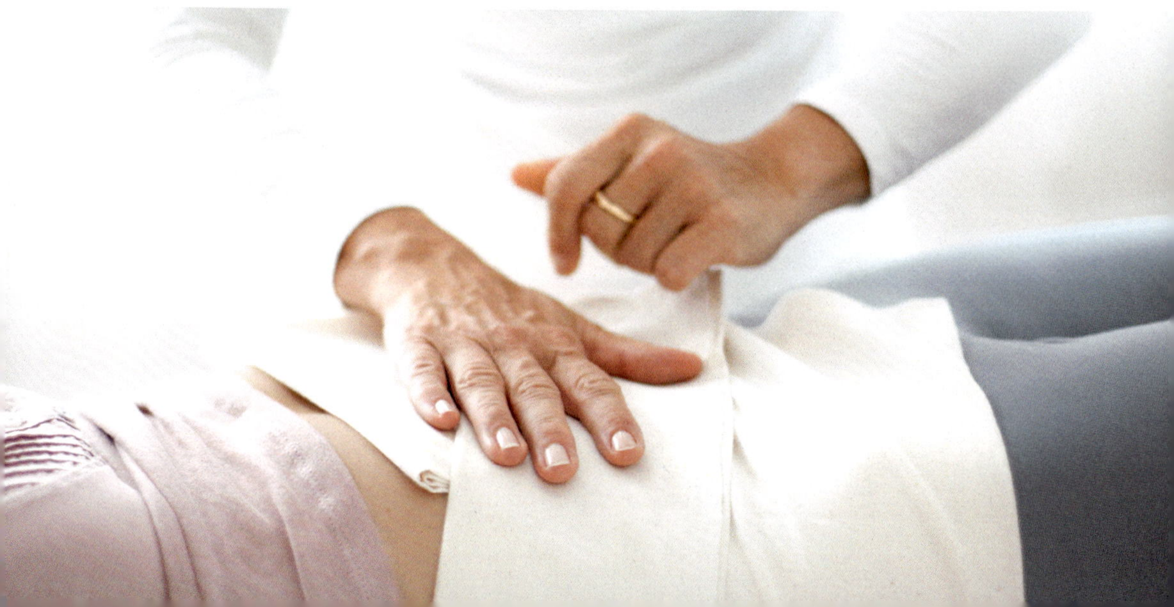

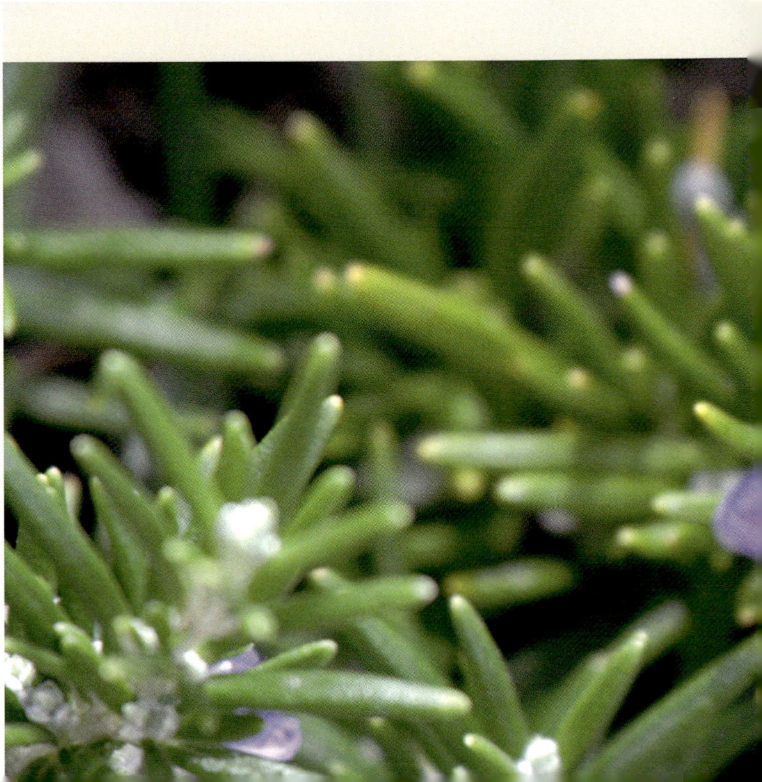

Kapitel 1

Angebote zur Einstimmung

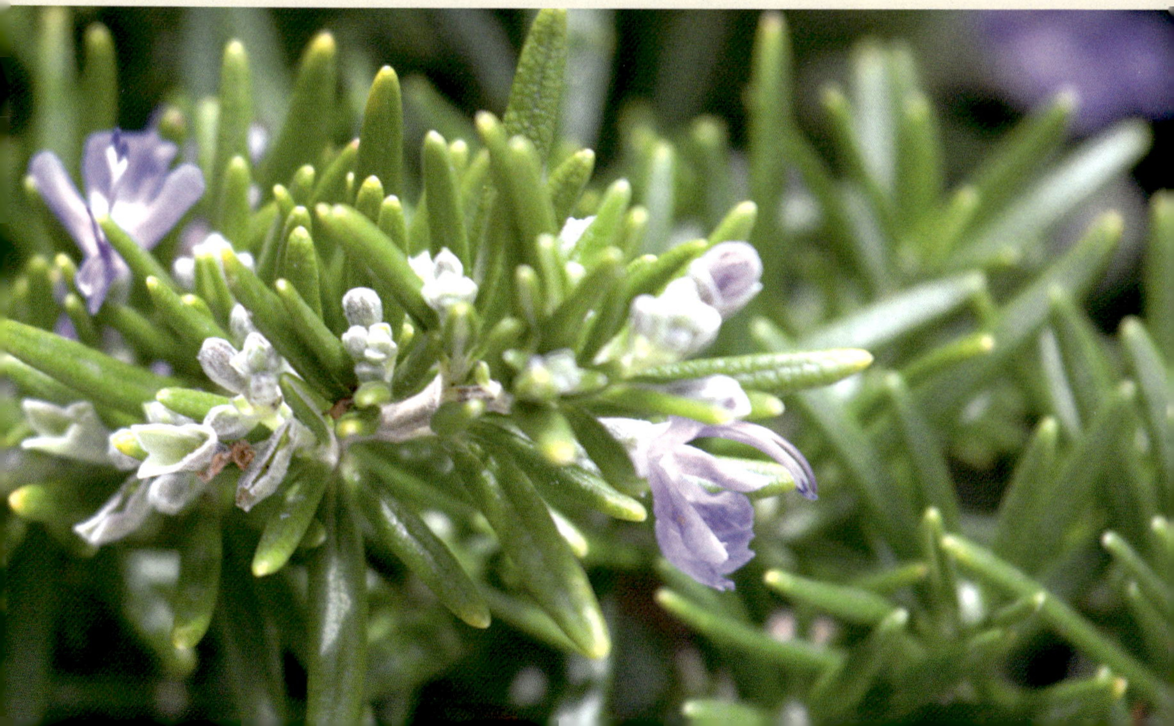

In diesem Kapitel:
- *wer pflegt wen?*
- *worauf es ankommt*
- *12 pflegerische Gesten*

Angebote zur Einstimmung

Sie sind nicht allein

Auch wenn Sie sich vielleicht manchmal sehr allein fühlen – Sie sind es nicht.

In Deutschland werden die meisten Menschen zu Hause gepflegt, von ambulanten Diensten und vor allem von Angehörigen.

Wer sind eigentlich Angehörige? Rainer Teufel, Gesundheits- und Krankenpfleger sowie Pädagoge in seinem Bereich, fasst es sehr schön. Er ist der Meinung, „... dass Angehörige alle Menschen sind, die sich ‚zugehörig' fühlen. Somit zählen zu der Gruppe der Angehörigen nicht nur der Partner und enge Verwandte, sondern auch Bezugspersonen wie Freunde, Kollegen und Nachbarn." Ich möchte folgenden Aspekt ergänzen: Auch Angehörige, die nicht vor Ort sind, können sich an der Pflege eines Menschen beteiligen, indem Sie sich gedanklich mit ihm verbinden und nicht zu vergessen ehrenamtliche Begleiter/Begleiterinnen.

In Gedanken dabei sein

Wenn Sie die tägliche Begleitung nicht selbst übernehmen, können Sie trotzdem in Gedanken bei dem pflegebedürftigen Menschen sein. Ein Beispiel: Maya P. liest jeden Abend ein

Gedicht für ihre pflegebedürftige Mutter, die 1.620 km entfernt von ihr lebt. So verbindet sie sich in Gedanken mit dem vertrauten Menschen, dem vertrauten Zimmer. Eine derartige Verbindung können Sie auch mit Menschen aufnehmen, die im Koma liegen oder wegen einer fortgeschrittenen Demenz kaum noch ansprechbar sind. Es reichen wenige Worte ...

Der Sonne Licht, es hellt den Tag
nach finstrer Nacht.
Der Seele Kraft, sie ist erwacht aus Schlafes Ruh.
Du, meine Seele, sei dankbar dem Licht,
es leuchtet in ihm des Gottes Macht.
Du, meine Seele, sei tüchtig zur Tat.
Rudolf Steiner

Weitere Anregungen finden Sie im Anhang.

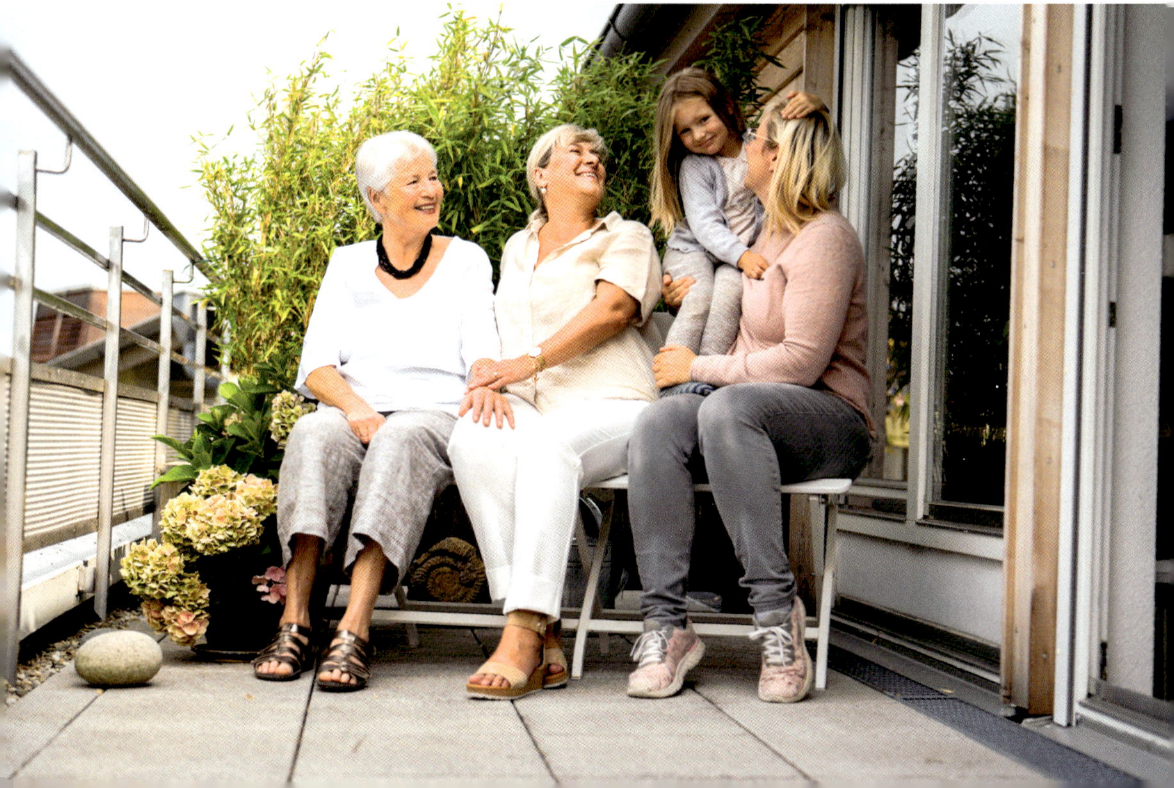

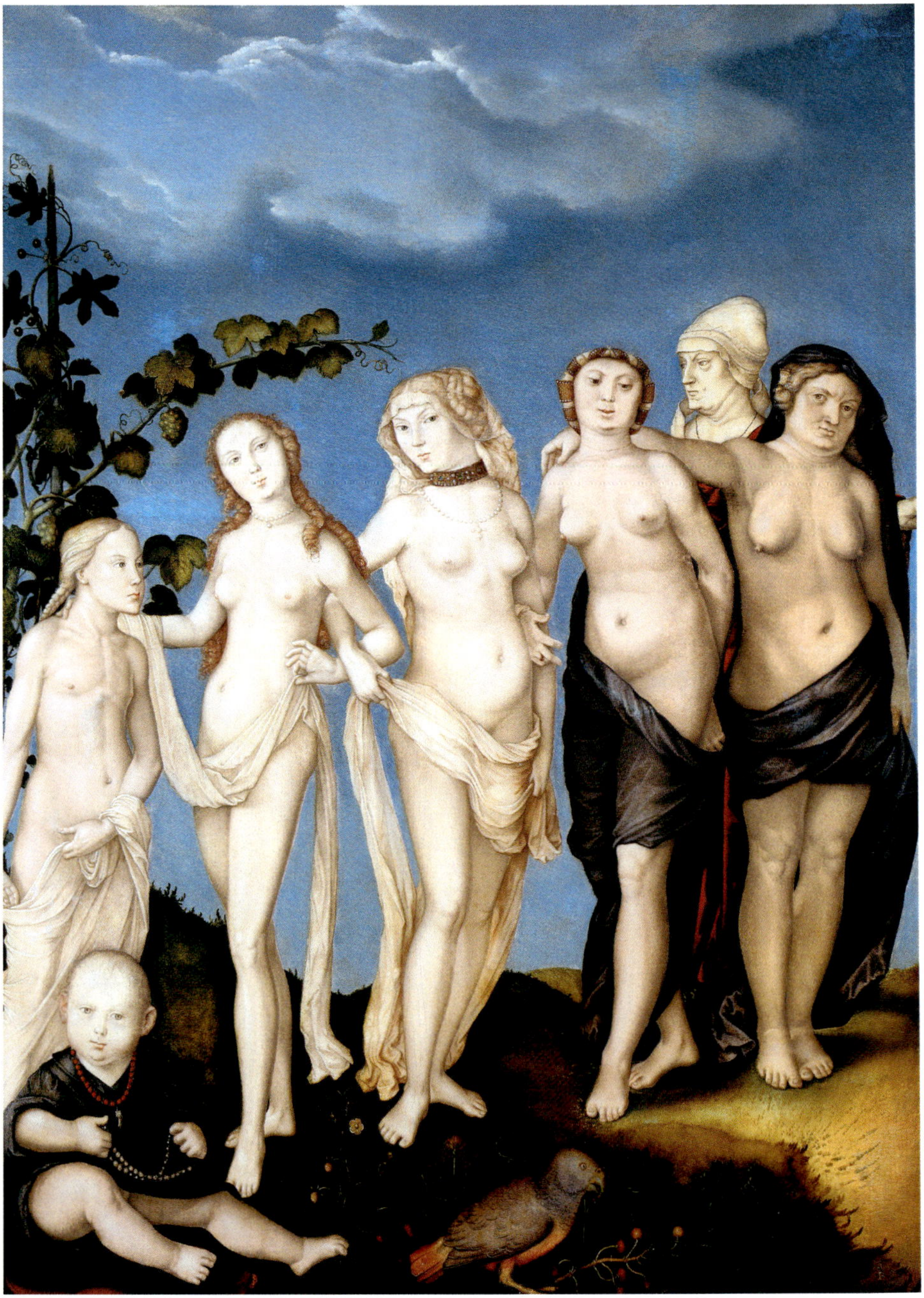

Die Sieben Lebensalter des Weibe
Hans Baldung Grien

Ich selbst spreche an jedem Sonntagmorgen einen „Schwesternspruch“, um mich mit meinen Kolleginnen auf der ganzen Welt zu verbinden. Durch die Zeitverschiebung wird der Spruch zu unterschiedlichen Stunden gesprochen und klingt mehr oder weniger den ganzen Tag lang um die Welt. Diese Verbundenheit gibt Kraft!

Palliativpflege betrifft alle Menschen – vom Kind bis zum alten Menschen

Palliativpflege ist nicht an ein bestimmtes Lebensalter gebunden, sondern reicht von der Geburt bis zum Tod eines Menschen. Sie betrifft das neugeborene Kind, das nach wenigen Stunden sterben wird, sie betrifft Heranwachsende nach Unfällen oder anderen Schicksalsschlägen, mittelalte Menschen mit lebensbedrohlichen Krankheiten und alte Menschen am Ende ihres Lebens.

> *Palliativpflege ist nicht an ein bestimmtes Lebensalter gebunden, sondern reicht von der Geburt bis zum Tod eines Menschen.*

Die pflegerischen Aufgaben sind so vielseitig wie die Menschen, die einen anderen/eine andere umsorgen oder umsorgt werden. Sie umfassen das Einkaufen und Putzen, Mitdenken und Mut machen, Waschen und Windeln, Kleiden und Kochen, Bewegen und In-Ruhe-Lassen, die Gestaltung des Zimmers, den Umbau der Wohnung oder die Entscheidung, dass es zu Hause so nicht mehr geht. Manche dieser Aufgaben lassen sich vorhersehen und in Ruhe organisieren. Mit anderen fühlt man sich schnell überfordert. Vielleicht sind Ihnen auch schon einige dieser Fragen durch den Kopf gegangen:

- Kann ich mit Hausmitteln Schmerzen lindern?
- Was, wenn ein Pflegebedürftiger/eine Pflegebedürftige keinen Appetit (mehr) hat?
- Wie lässt sich ein bettlägeriger Mensch unterstützen?
- Darf ich kurz vor dem Tod über Zukünftiges sprechen?
- Wen kann ich anrufen, wenn ich nicht mehr weiter weiß?

Ich werde Ihnen diese Fragen auf den folgenden Seiten beantworten.

Was ich ganz persönlich vorausschicken möchte:

Für mich sind in der Pflege zwei Aspekte ganz wesentlich: Die innere Haltung, mit der ich pflege, und die Qualität meiner Berührungen. Lassen Sie mich kurz erklären, was ich damit meine.

Es geht immer um Berührung

Die entscheidenden Werkzeuge sind Ihre Hände: Wenn Sie einen Menschen in schwerer Krankheit begleiten, berühren Sie ihn physisch, seelisch, geistig. Das funktioniert auch ohne Worte. Die äußeren Anwendungen, die ich Ihnen in diesem Buch vorstelle, arbeiten mit unterschiedlichen Berührungsqualitäten. Mehr dazu ab Seite 40. Bitte machen Sie sich bewusst: Mit einer Berührung kommen Sie einem anderen Menschen sehr nahe. „Wo Berührung grenzüberschreitend angewandt wird, wirkt sie verletzend, wo wir sie mit Achtung und Professionalität ausführen, kann sie heilsam wirken", wie Ursi Soldner, Expertin für anthroposophische Pflege, betont. Deshalb sind Grundkenntnisse, die Sie sich auf diesen Seiten gerade aneignen, und eine wache Achtsamkeit so wichtig.

Haltung gibt Halt

Aus meiner Erfahrung macht es einen großen Unterschied, ob ich ankomme und „lospflege" oder ob ich mich kurz auf die vor mir liegenden Aufgaben einstimme. Ich weiß, das ist nicht immer leicht, wenn man einen langen Arbeitstag hinter sich oder viele Dinge im Kopf hat, die noch zu erledigen sind. Aber probieren Sie es aus – es verändert sich etwas für den Menschen, den Sie umsorgen, und auch für Sie selbst.

Mir persönlich ist eine wertschätzende Haltung wichtig. Ich versuche, alles beiseitezuschieben, was war, und mich immer wieder neu und erwartungsfrei zu nähern. Nicht ich, sondern der pflegebedürftige Mensch gibt die Richtung vor. Mit der schon eingangs erwähnten Frage ‚Wer bist du, was brauchst du?' versuche ich die vor mir liegenden Aufgaben zu erfüllen.

„Ich interessiere mich für deine Vergangenheit, um dich jetzt zu verstehen und zukünftig zu begleiten."

Zwölf Gesten zur Einstimmung

Rolf Heine, Gesundheits- und Krankenpfleger sowie Geschäftsführer der Akademie für Pflegeberufe an der Filderklinik, hat zwölf pflegerische Gesten entwickelt. Ich ergänze Sie mit praktischen Beispielen für die Pflege zu Hause. Sie können die zwölf Gesten wie eine Leitschnur verstehen und sie nacheinander in Ihr tägliches Tun einfließen lassen. Sie können sich aber auch nur eine oder einzelne Gesten auswählen und so jeden Tag unter ein anderes Leitbild stellen.

„Der Mensch hat gegenüber den Widrigkeiten
des Lebens drei Dinge zum Schutz:
die Hoffnung, den Schlaf und das Lachen."
Immanuel Kant

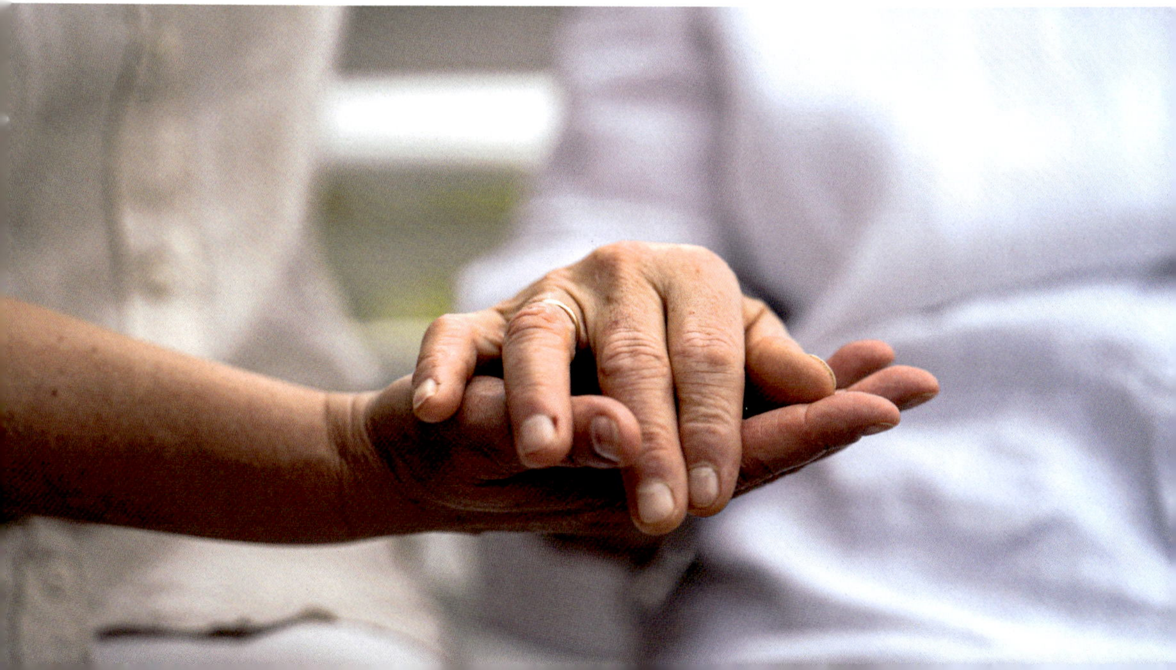

Zwölf pflegerische Gesten

Ich betrete den Raum und begegne dem Menschen, den ich pflege. Wenn er schläft oder abwesend ist, mache ich mich bemerkbar. Ich erwecke ihn, indem ich ihn sanft berühre. Die Schulter ist dafür gut geeignet. Seelisch erwecke ich ihn, indem ich Interesse an ihm zeige.

ERWECKEN

Diese Geste hat zwei Richtungen: Der Mensch, den ich pflege, kann durch mich Bestätigung erfahren. Denn wenn ich ihn wasche oder einreibe, nimmt er über meine Hände seinen Leib wahr. Aber auch ich lasse mir Bestätigung für mein Tun geben, indem ich immer wieder Blickkontakt aufnehme und erfahre: Ist es gut, was ich gerade tue, oder sollte ich etwas verändern, vielleicht die Temperatur des Wassers noch einmal anpassen?

BESTÄTIGEN

Wenn möglich richte ich den Menschen, den ich pflege, einmal am Tag auf. Konkret: Ich bringe ihn zum Sitzen oder Stehen – wenn dies nicht mehr möglich ist, gebe ich ihm mit einem Sohlenabstrich einen kleinen körperlichen Aufrichte-Impuls. Mit einem Lob kann ich zudem seelisch aufrichten.

AUFRICHTEN

BELASTEN

Belastung gehört zur Pflege – jede Mobilisation ist trotz aller positiven Effekte eine Belastung. Und auch die Frage an einen Palliativpatienten/eine Palliativpatientin, ob er/sie in ein Hospiz umziehen möchte, ist zunächst eine Belastung. Sie kann allerdings durch ihren Zukunftsaspekt stark entlastend wirken. Der Anfang für einen Entwicklungsschritt wird angesprochen.

ANREGEN

Mit einer physischen Berührung, durch einen Wickel, mit einer Auflage oder Waschung, kann ich anregende Impulse geben. Ich kann aber auch nach der Lebensgeschichte einer/s Pflegebedürftigen oder nach den Hobbys fragen und sie/ihn so auf einer seelischen Ebene anregen.

AUSGLEICHEN

Wenn ich einen Menschen pflege, versuche ich sein physisches und seelisches Gleichgewicht zu erhalten oder es wiederherzustellen. Ich kann zum Beispiel zwischen Ruhe und Bewegung, zwischen Trauer und Freude, zwischen Essen und Verdauung vermitteln. Ich stelle Fragen oder beobachte und mache daraufhin entsprechende pflegerische Angebote.

In dem Maße, in dem sich ein Mensch nicht mehr selbst reinigen kann, biete ich mich an. Ich befreie den Körper von Schweiß, Ausscheidungen und vielleicht auch von Verspannungen. Das seelische Reinigen ist echtes Zuhören: Ich nehme auf, was der andere sagt, und dadurch fühlt er sich leichter. Ich brauche keine Antworten, es reicht zu hören.

REINIGEN

Diese Geste meint nicht nur die Aufnahme von Nahrung – sei es ein Schnitzel oder auch flüssige Nahrung. Sie meint auch die Aufnahme von Eindrücken. Ich kann eine Verbindung zur Welt herstellen, wenn ich das Bett einer/s Pflegebedürftigen zum Fenster schiebe oder ein Gespräch über alltägliche Dinge mit ihr/ihm führe.

NÄHREN

Indem ich bei einer pflegerischen Verrichtung mit einer Hand das Gewicht des Kopfes oder Fußes halte, schenke ich Entlastung. Jede Form der Lagerung – eine Rolle unter den Knien, ein Kissen im Rücken – ist eine Entlastung für den physischen Leib. Durch ein Gespräch oder eine Frage kann ich auch versuchen, von seelischem Druck und Sorgen zu entlasten. Ich kann z. B. einen unangenehmen Anruf übernehmen.

ENTLASTEN

HÜLLEN

Mit geeigneter Kleidung, z. B. einem weichen Nachthemd wie auch mit einem Öl, das Rosenblüten oder einen Moorextrakt enthält, biete ich eine Hülle an. Aber auch meine liebevolle Anwesenheit kann als Umhüllung empfunden werden. „Kommst du morgen wieder?“, äußert genau das.

RAUM SCHAFFEN

Damit ist zum einen das Zimmer eines pflegebedürftigen Menschen gemeint. Ich kann den Raum pflegen, indem ich zum Beispiel die Vorhänge öffne, Familienfotos so stelle, dass sie vom Bett oder Lieblingssessel aus gut zu sehen sind. Ich kann auch durch die räumliche Gestaltung einen Rückzugsort schaffen, in welchem der Mensch zu Ruhe kommt, um in aller Stille sich selbst zu treffen.

SCHÜTZEN

Die Pflege der Haut ist eine Pflege der unmittelbar schützenden Hülle eines Menschen und deshalb so wichtig. Schutz meint auch: Ich decke zu, ziehe Wollsocken an oder lege ein Tuch um die Schultern und schütze so vor Kälte und Zugluft. Vielleicht sollte ich den pflegebedürftigen Menschen aber auch vor Besuch oder äußeren Einflüssen schützen, die seelische Grenzen überschreiten.

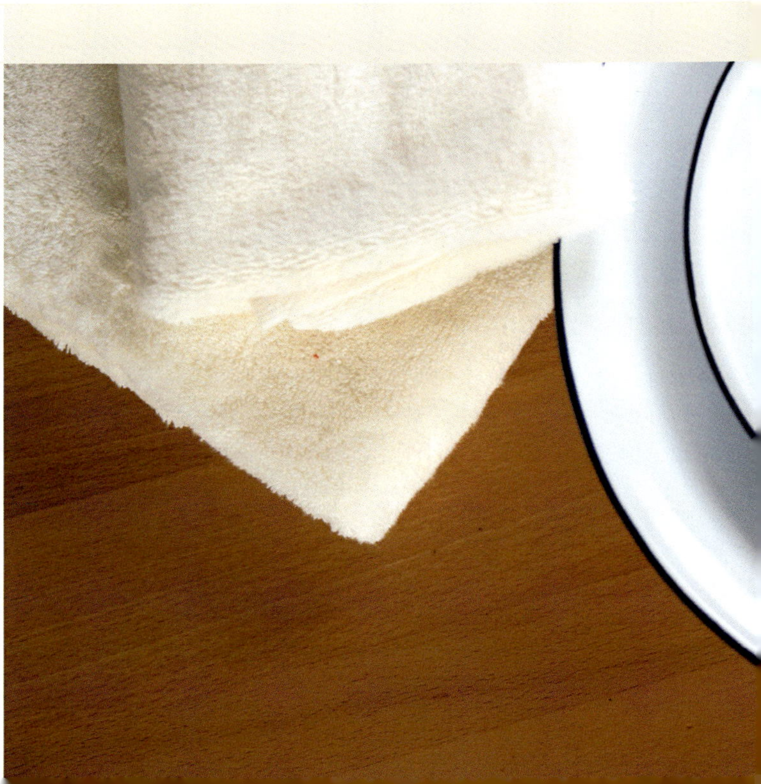

Kapitel 2

Äußere Anwendungen – eine kurze Einführung

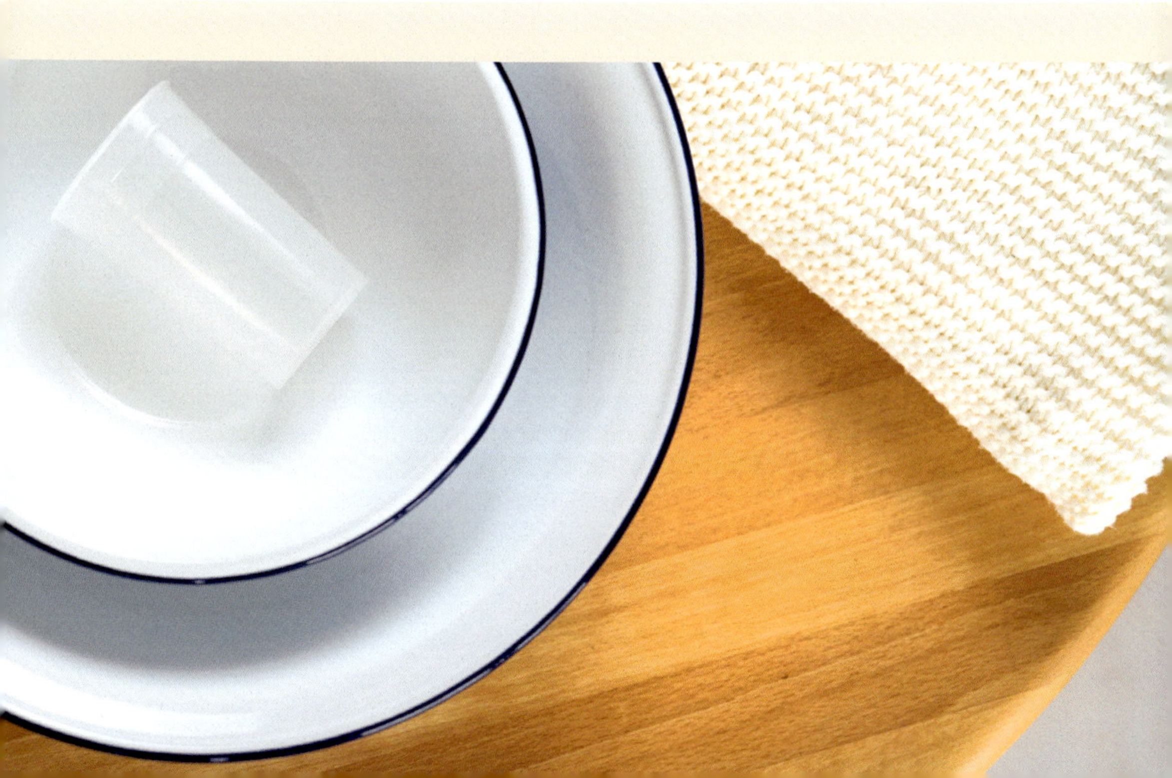

In diesem Kapitel:

- *Einführung äußere Anwendungen*
- *Einsatzgebiete*
- *Tabelle der natürlichen Substanzen*

Äußere Anwendungen – eine kurze Einführung

Seit Jahrtausenden bewährte Heilmittel

Sogenannte äußere Anwendungen – dazu gehören Wickel, Auflagen, Einreibungen, Waschungen oder Bäder – sind keine Erfindungen der Neuzeit. Sie werden seit Menschengedenken als natürliche Heilmittel eingesetzt. Denn was war vor Jahrtausenden naheliegender, als eine Natursubstanz auf die Haut zu legen und mit Gräsern oder Stoffen zu befestigen? Oder den Körper in Wasser bzw. Schlamm eintauchen zu lassen? „Das Wohlbefinden fördern, den Stress abbauen, den Schlaf unterstützen und gesundheitliche Beschwerden lindern" – diese Wirkungen schrieb schon der griechische Arzt Hippokrates (460 – 370 v. Chr.) äußeren Anwendungen zu. Hildegard von Bingen, Paracelsus, Sebastian Kneipp und viele andere sahen das im Laufe der Jahrhunderte ebenso und zeigten auf, wie förderlich diese Therapieformen für den Heilungsprozess sein können. Heute erleben äußere Anwendungen eine Renaissance: als wirkungsvolle Ergänzung der Schulmedizin.

Äußere Anwendungen: ein kleines Who is Who?

- **Auflage:** ein vorgewärmtes Tuch mit einer Wirksubstanz wird auf ein bestimmtes Körperteil gelegt
- **Wickel**: ein vorgewärmtes Tuch mit einer Wirksubstanz umschließt eine Körperregion ganz

- **Einreibung**: eine Substanz wird mit den Händen am ganzen Körper oder an einem Körperteil eingerieben
- **Waschung**: meint eine Körperreinigung mit einer Wirksubstanz und therapeutisch wirksamen Bewegungen
- **Bad**: Wasser mit einer Wirksubstanz und einer bestimmten Temperatur als Voll- oder Teilbad

Die Rolle der Haut

Viele Arzneimittel wie etwa Tabletten oder Globuli werden eingenommen und wirken von innen nach außen. Ganz anders äußere Anwendungen: Sie wirken von außen nach innen. Der Haut kommt deshalb eine wichtige Rolle zu. Sie empfängt die Berührung, nimmt die Temperatur der Anwendung wahr und die Wirksubstanzen auf – z. B. ein Öl oder eine Salbe. Wenn Sie eine äußere Anwendung anbieten, arbeiten Sie also unmittelbar an und mit der Haut.

Die Haut – Mittlerin zwischen außen und innen

Die Haut ist unser größtes Organ und ein sehr vielseitiges dazu: Sie übernimmt Atmung, Abgrenzung, Aufnahme von Sonnenlicht und Sinnesreizen, Schwitzen, Temperaturregelung und Begegnung. Sie reagiert allergisch auf reizende Stoffe von außen und zeigt mitunter ziemlich deutlich, wie es im Innern eines Menschen gerade aussieht. So ist sie dem Bewusstsein eng verbunden.

Wickel, Auflagen, Einreibungen, Waschungen und Bäder: Sie wirken von außen nach innen.

Dialog und Dreiklang

Jede äußere Anwendung eröffnet einen Dialog

Über eine äußere Anwendung treten Sie mit dem Menschen, der Sie empfängt, in einen Dialog. Bedenken und prüfen Sie bei jedem Schritt, ob Ihr Angebot als wohltuend empfunden wird. Das heißt: Fragen Sie, ob das Wasser warm genug ist, der Wickel bequem sitzt oder ob Sie vielleicht etwas sanfter einreiben sollen. Auch wenn die oder der Pflegebedürftige sich nicht äußert, können Sie die Reaktionen beobachten und Ihre Anwendung entsprechend anpassen. Der Mensch vor Ihnen ist immer beteiligt, mit äußeren Anwendungen regen Sie seine Selbstheilungskräfte an.

Äußere Anwendungen wirken auch auf die/den Ausführende/n, denn das eigene Wirken, der Umgang mit Wärme und Wirksubstanz kann auch die ausführende Person ins Gleichgewicht bringen.

Jede äußere Anwendung ist ein Dreiklang

Bei äußeren Anwendungen kommen immer drei Elemente zum Einsatz:

- eine bestimmte Wirksubstanz
- eine bestimmte Temperatur
- eine bestimmte Berührungsqualität

Die Wirksubstanz

Meist handelt es sich bei den Wirksubstanzen für äußere Anwendungen um Heilpflanzen oder Mineralien, die Ihnen in einer verarbeiteten Form, zum Beispiel als Öl, Salbe oder Essenz begegnen. Grundsätzlich gilt:

- ein Öl schenkt Hülle
- eine Essenz vermittelt Kühle
- eine Salbe hat eine Depotwirkung, wirkt also besonders lange nach

Mitunter kommen aber auch unverarbeitete Lebensmittel wie Zwiebeln oder Zitronen zum Einsatz. In der Tabelle am Ende dieses Kapitels stelle ich Ihnen einige Wirksubstanzen vor, die sich in meiner Arbeit immer wieder bewährt haben. Ich liste dort die Substanzen auf, wie sie in der Natur vorkommen – immer mit Hinweis auf ihr Wesen und ihre typischen Anwendungsgebiete. Ob Sie sich dann für ein Öl, eine Essenz oder

Salbe entscheiden, die diese Substanz enthält, bleibt Ihnen überlassen.

Immer griffbereit: Die Tabelle mit ausgewählten Wirksubstanzen finden Sie auf Seite 38/39 sowie lose diesem Buch beigelegt. So können Sie schnell darauf zurückgreifen.

Die Temperatur

Bäder, Waschungen, Wickel und Auflagen arbeiten stark mit Temperaturen. An folgenden Richtwerten können Sie sich orientieren:

- **35 bis 45 Grad Wärme:** unterstützt das Wohlbefinden, reduziert Spannungszustände, ist krampf- und sekretlösend
- **25 bis 28 Grad temperierte Wärme:** wird bei chronischen nichtentzündlichen Schmerzen, bei Muskelverspannung und rheumatischen Beschwerden eingesetzt
- **10 bis 22 Grad Kälte:** eignet sich bei traumatischen Beschwerden wie Verstauchungen, Quetschungen, Prellungen, wirkt auch entzündungshemmend bei Hals-, Gelenk- und Nervenschmerzen

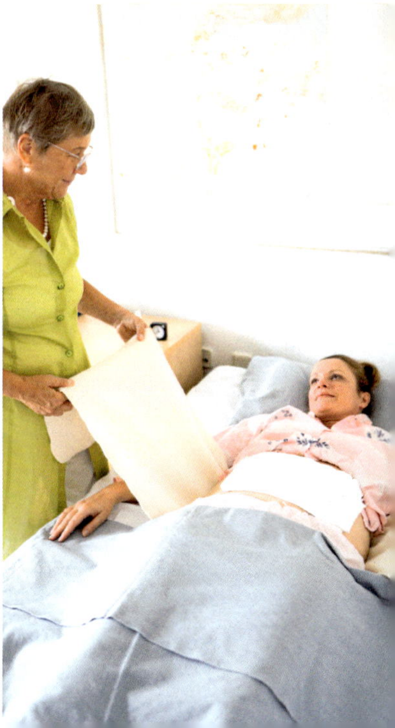

Die Berührungsqualität

Jede Berührung ist eine Begegnung, in jeder Berührung liegt viel Potential. Aber es braucht Achtung und Achtsamkeit – dies habe ich auf den zurückliegenden Seiten bereits angesprochen. Hier geht es nun um die konkrete Qualität einer Berührung: die Ausführung und Richtung Ihrer Bewegungen. Generell gilt:

- Bewegungen in Richtung Herz regen an (z. B. Menschen mit niedrigem Blutdruck)
- Bewegungen vom Herzen weg beruhigen (z. B. Menschen mit Schlafstörungen)
- kreisförmige Bewegungen geben Hülle, Raum und Wärme (z. B. bei Erschöpfung) strichförmige Bewegungen verleihen Orientierung, Ziel und Abgrenzung (z. B. bei Demenz)

Bei den Anleitungen zu Einreibungen und Waschungen gehe ich ab Seite 52 auf weitere Details ein.

Einreibung

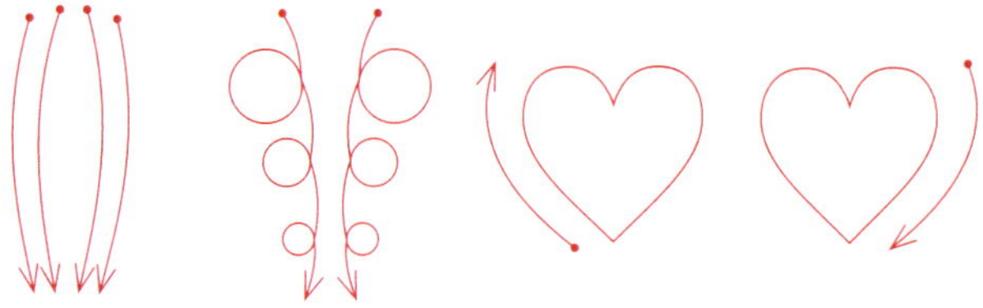

STRICH	KREIS	ZENTRAL	DEZENTRAL
Der Strich hat die Qualitäten Ziel, Orientierung und Abgrenzung.	Der Kreis hat die Qualitäten Raum, Hülle und Wärme.	Außerdem können Sie zentral, also zum Herzen hin, arbeiten – damit vermitteln Sie Anregung.	Oder dezentral, vom Herzen weg in die Peripherie – das ist immer beruhigend.

Was Sie für äußere Anwendungen brauchen

Nicht viel und das meiste finden Sie wahrscheinlich in Ihrem Haushalt: Eine Badewanne bzw. eine Schüssel, einen Waschlappen und ein Handtuch für Bäder und Waschungen. Eine Wärmflasche, Tücher aus Leinen, Baumwolle oder Seide (es dürfen auch alte Stoffstücke sein), einen Wollschal, etwas Heilwolle, Wolle oder Watte für Wickel und Auflagen. Und natürlich eine Wirksubstanz.

Ich empfehle hochwertige Substanzen und Materialien. Das heißt konkret:

- möglichst unbehandelte Naturtextilien (Baumwolle, Seide, Leinen, Wolle), ich persönlich achte auf Bio-Qualität und fairen Handel
- Öle, Lotionen, Essenzen und Salben von Herstellern, die biologische Substanzen verarbeiten, ich persönlich wähle gerne Produkte von WALA, Weleda oder Primavera
- Sie erhalten alles, was Sie brauchen, in der Apotheke oder im Bio-Fachhandel.

Was Sie mit äußeren Anwendungen erreichen können

Äußere Anwendungen sind eigenständige Heilmittel, die sich aber sehr gut mit schulmedizinischen Arzneimitteln und Therapieformen kombinieren lassen. Ein Beispiel: Sie können einem Menschen, der bereits starke Schmerzmittel bekommt, begleitend eine Einreibung mit Aconit Schmerzöl anbieten.

So vielfältig sind äußere Anwendungen:

- Sie eignen sich zur akuten Linderung von körperlichen Beschwerden und seelischen Konflikten.
- Sie können zur Prophylaxe eingesetzt werden, um z. B. einem Druckgeschwür (Dekubitus) vorzubeugen.
- Und sie können nach einer durchlebten Krise stabilisierend wirken.

Prophylaxe in der Palliativpflege?

In der palliativen Pflege steht die Stabilisierung oder Verbesserung des Allgemeinzustands im Vordergrund. Insofern ist Prophylaxe auch am Ende des Lebens ein Thema. Kleine Anzeichen rechtzeitig zu erkennen, kann größere Beschwerden abwenden. Sie als Begleitende/r dürfen dabei auf all Ihre Sinne vertrauen: Sehen Sie rote Stellen an der Haut? Riechen Sie einen veränderten Mundgeruch? Spüren Sie Verhärtungen im Gewebe? Hören Sie zusätzliche Atemgeräusche? Halten Sie Ihre Beobachtungen fest und informieren Sie bei größeren Auffälligkeiten den Pflegedienst oder den Hausarzt/die Hausärztin. Durch Ihre achtsame Begleitung können Sie viel zum Wohlbefinden eines pflegebedürftigen Menschen beitragen.

Worauf Sie achten sollten

Wie eingangs erwähnt, sprechen wir in diesem Buch nicht von richtig oder falsch. Mit äußeren Anwendungen können Sie sehr viel richtig und kaum etwas falsch machen. Aber bitte beherzigen Sie folgende Hinweise:

Vor einer Anwendung: Den Menschen und den Raum vorbereiten

Bevor Sie anfangen, fragen Sie bitte, ob Ihr Gegenüber mit der von Ihnen geplanten Anwendung einverstanden ist. Fragen Sie auch noch einmal nach, ob sie oder er etwas trinken oder die Toilette aufsuchen möchte, um die Anwendung dann ungestört genießen zu können. Bitte stellen Sie weiterhin sicher, dass der Raum gut gelüftet, ausreichend warm und frei von Ablenkung ist (Radio oder Fernseher ausschalten).

Während der Anwendung: fragen, beobachten, anpassen

Bitte beobachten Sie während der Anwendung, wie die/der andere darauf reagiert. Passen Sie evtl. die Temperatur des Wassers an, holen Sie vielleicht eine zusätzliche Decke. Wenn Sie unsicher sind, stellen Sie eine Frage oder notieren Sie nach der Anwendung, was genau Sie gemacht haben, um sich von Mal zu Mal an eine ideale Behandlung heranzutasten. Es muss nicht immer alles schon beim ersten Mal perfekt sein.

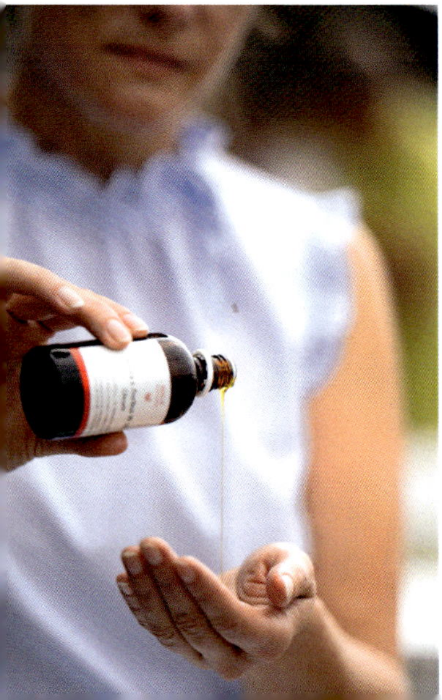

> *„Lachen ist die kürzeste Distanz zwischen zwei Menschen."*
> *Victor Borge*

Ätherische Öle: bitte nicht direkt auf die Haut

Ätherische Öle sind pflanzliche Duftstoffe, die in den Blüten, Blättern, Samen, Schalen, Wurzeln oder Harzen zu finden sind. Im Pflanzenreich sollen sie Insekten anlocken oder Schädlinge fernhalten. In der Naturheilkunde werden sie für ihre therapeutische Wirkung geschätzt. Da ätherische Öle die Haut reizen, dürfen sie nicht direkt aufgetragen werden, sondern nur in verdünnter Form. Meist sind sie in einem Trägeröl gelöst. So erklärt sich auch die typische Prozentangabe auf der Verpackung: Ein 10 %iges Rosmarinöl enthält 10 % ätherisches Öl und 90 % Trägeröl, wie beispielsweise ein Sonnenblumenöl. In dieser Form erhalten Sie Heilpflanzenöle in der Apotheke.

Zum Waschen oder Baden: eine Emulsion aus Öl und Milch herstellen

Geben Sie das Öl bitte nicht direkt ins Wasser, sondern mischen Sie 1 EL Öl mit 2 EL Milch, schütteln Sie die Mischung gut und verteilen Sie diese Emulsion im Bade- oder Waschwasser. Sehr einfach können Sie eine Emulsion in einem Schraubglas herstellen.

Offene Haut: äußere Anwendungen müssen warten

Wenn der Mensch, den Sie umsorgen, eine offene Hautstelle aufweist – beispielsweise wundgelegen ist – dann sollten Sie ohne Rücksprache mit professionell Pflegenden oder Ärzten/Ärztinnen an diesen Körperteilen keine äußeren Anwendungen vornehmen. Warten Sie, bis die Haut verheilt ist, oder weichen Sie auf andere Körperregionen aus. Ein Beispiel: Wenn die Füße wundgelegen sind, machen Sie statt eines Fußbades eine Waschung mit der gleichen Substanz.

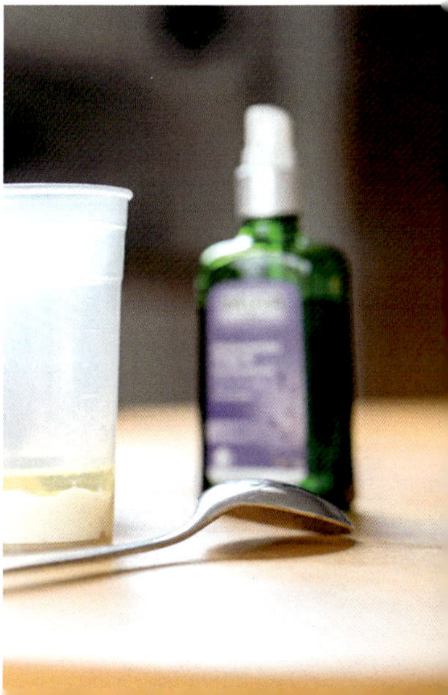

Äußere Anwendungen sind eigenständige Heilmittel, die sich aber sehr gut mit schulmedizinischen Arzneimitteln und Therapieformen kombinieren lassen.

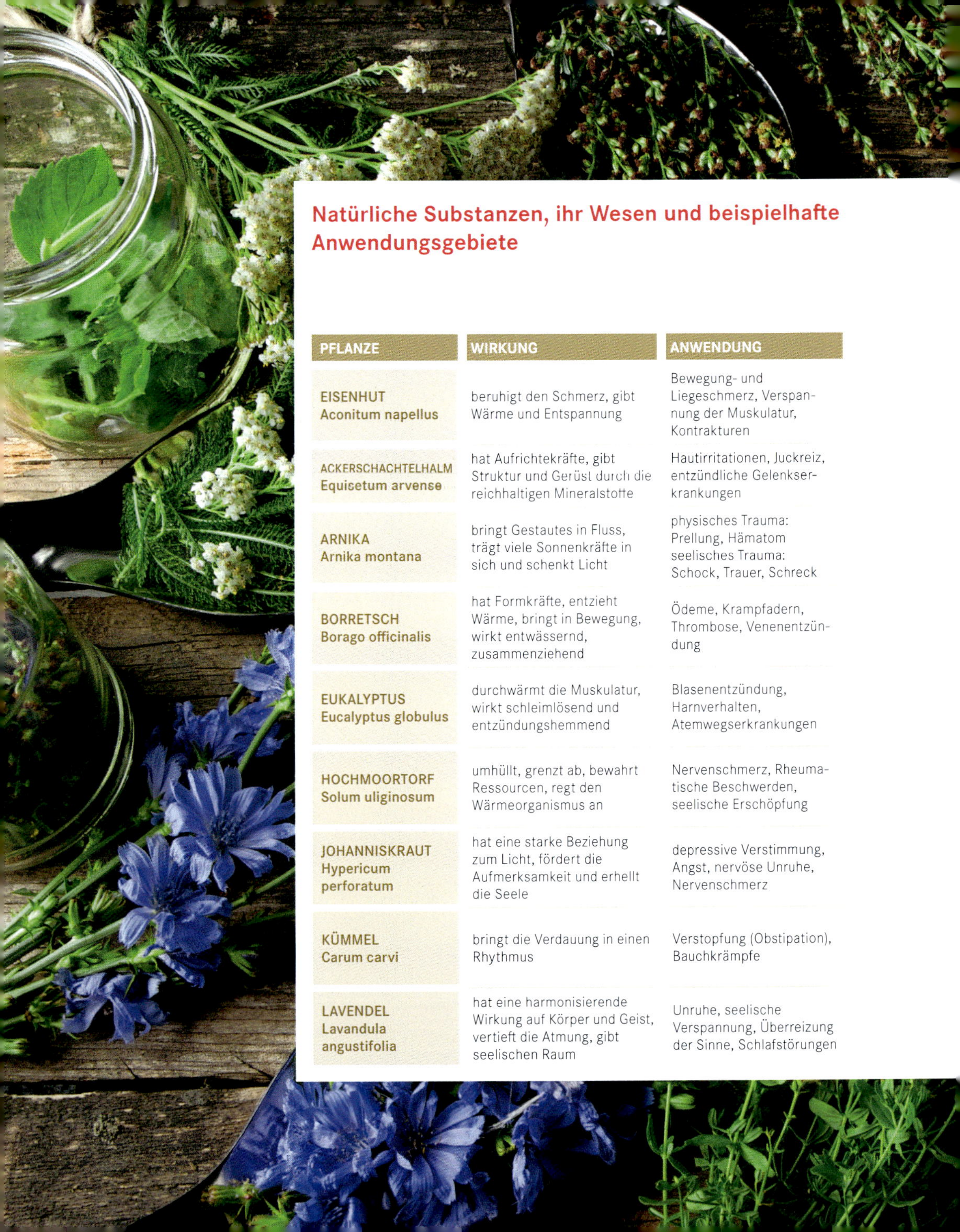

Natürliche Substanzen, ihr Wesen und beispielhafte Anwendungsgebiete

PFLANZE	WIRKUNG	ANWENDUNG
EISENHUT **Aconitum napellus**	beruhigt den Schmerz, gibt Wärme und Entspannung	Bewegung- und Liegeschmerz, Verspannung der Muskulatur, Kontrakturen
ACKERSCHACHTELHALM **Equisetum arvense**	hat Aufrichtekräfte, gibt Struktur und Gerüst durch die reichhaltigen Mineralstoffe	Hautirritationen, Juckreiz, entzündliche Gelenkserkrankungen
ARNIKA **Arnika montana**	bringt Gestautes in Fluss, trägt viele Sonnenkräfte in sich und schenkt Licht	physisches Trauma: Prellung, Hämatom seelisches Trauma: Schock, Trauer, Schreck
BORRETSCH **Borago officinalis**	hat Formkräfte, entzieht Wärme, bringt in Bewegung, wirkt entwässernd, zusammenziehend	Ödeme, Krampfadern, Thrombose, Venenentzündung
EUKALYPTUS **Eucalyptus globulus**	durchwärmt die Muskulatur, wirkt schleimlösend und entzündungshemmend	Blasenentzündung, Harnverhalten, Atemwegserkrankungen
HOCHMOORTORF **Solum uliginosum**	umhüllt, grenzt ab, bewahrt Ressourcen, regt den Wärmeorganismus an	Nervenschmerz, Rheumatische Beschwerden, seelische Erschöpfung
JOHANNISKRAUT **Hypericum perforatum**	hat eine starke Beziehung zum Licht, fördert die Aufmerksamkeit und erhellt die Seele	depressive Verstimmung, Angst, nervöse Unruhe, Nervenschmerz
KÜMMEL **Carum carvi**	bringt die Verdauung in einen Rhythmus	Verstopfung (Obstipation), Bauchkrämpfe
LAVENDEL **Lavandula angustifolia**	hat eine harmonisierende Wirkung auf Körper und Geist, vertieft die Atmung, gibt seelischen Raum	Unruhe, seelische Verspannung, Überreizung der Sinne, Schlafstörungen

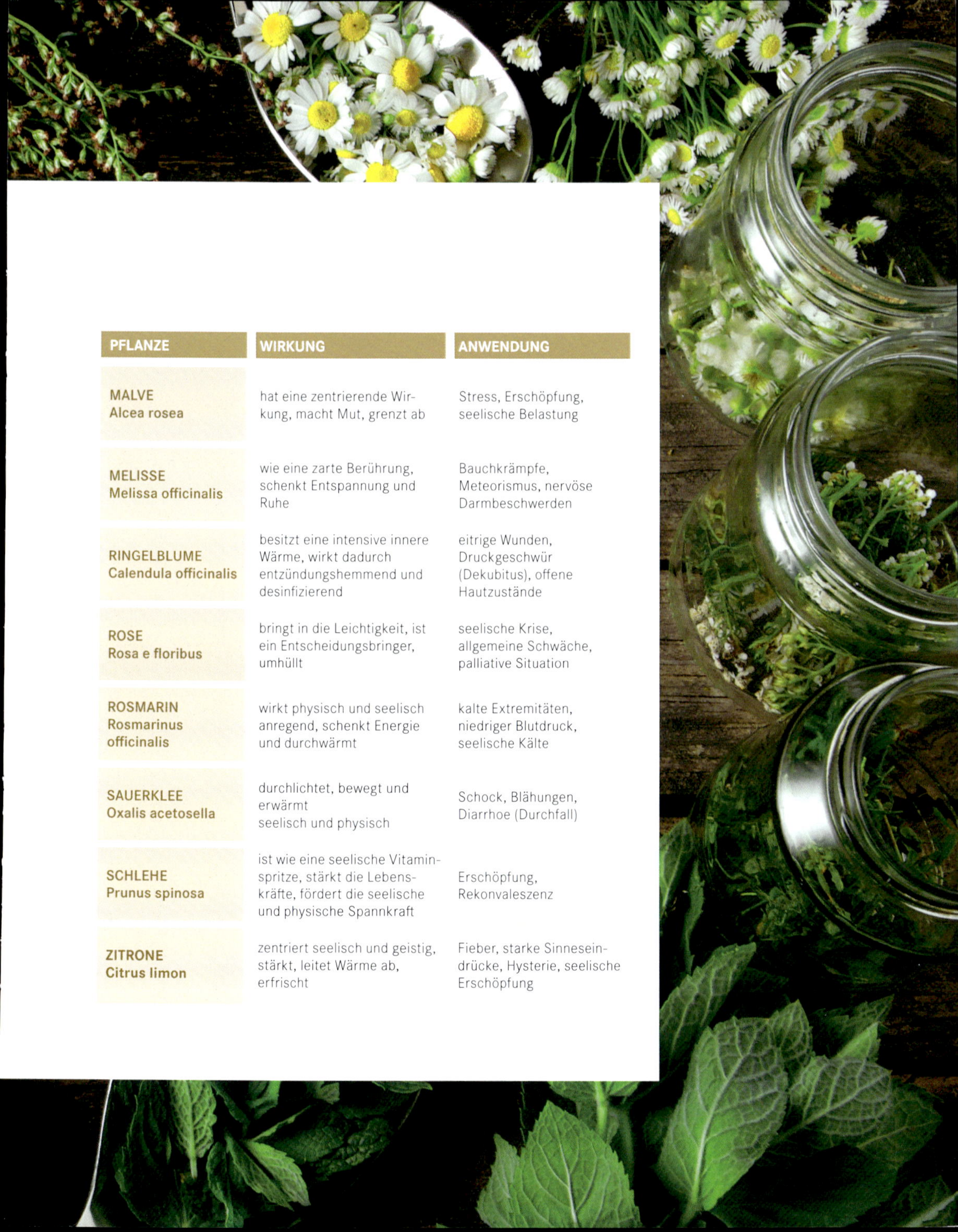

PFLANZE	WIRKUNG	ANWENDUNG
MALVE **Alcea rosea**	hat eine zentrierende Wirkung, macht Mut, grenzt ab	Stress, Erschöpfung, seelische Belastung
MELISSE **Melissa officinalis**	wie eine zarte Berührung, schenkt Entspannung und Ruhe	Bauchkrämpfe, Meteorismus, nervöse Darmbeschwerden
RINGELBLUME **Calendula officinalis**	besitzt eine intensive innere Wärme, wirkt dadurch entzündungshemmend und desinfizierend	eitrige Wunden, Druckgeschwür (Dekubitus), offene Hautzustände
ROSE **Rosa e floribus**	bringt in die Leichtigkeit, ist ein Entscheidungsbringer, umhüllt	seelische Krise, allgemeine Schwäche, palliative Situation
ROSMARIN **Rosmarinus officinalis**	wirkt physisch und seelisch anregend, schenkt Energie und durchwärmt	kalte Extremitäten, niedriger Blutdruck, seelische Kälte
SAUERKLEE **Oxalis acetosella**	durchlichtet, bewegt und erwärmt seelisch und physisch	Schock, Blähungen, Diarrhoe (Durchfall)
SCHLEHE **Prunus spinosa**	ist wie eine seelische Vitaminspritze, stärkt die Lebenskräfte, fördert die seelische und physische Spannkraft	Erschöpfung, Rekonvaleszenz
ZITRONE **Citrus limon**	zentriert seelisch und geistig, stärkt, leitet Wärme ab, erfrischt	Fieber, starke Sinneseindrücke, Hysterie, seelische Erschöpfung

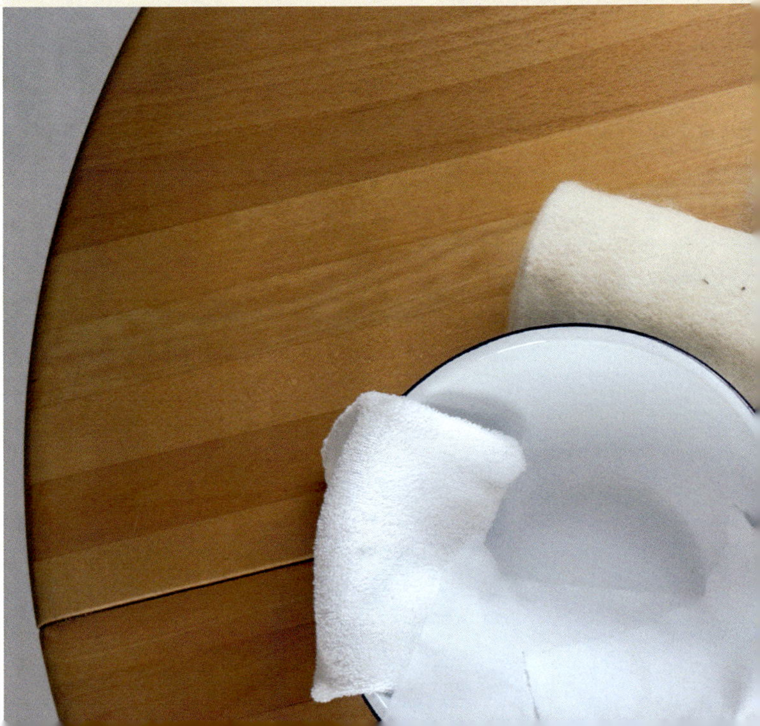

Kapitel 3

Anleitungen, Wirkweisen, Besonderheiten

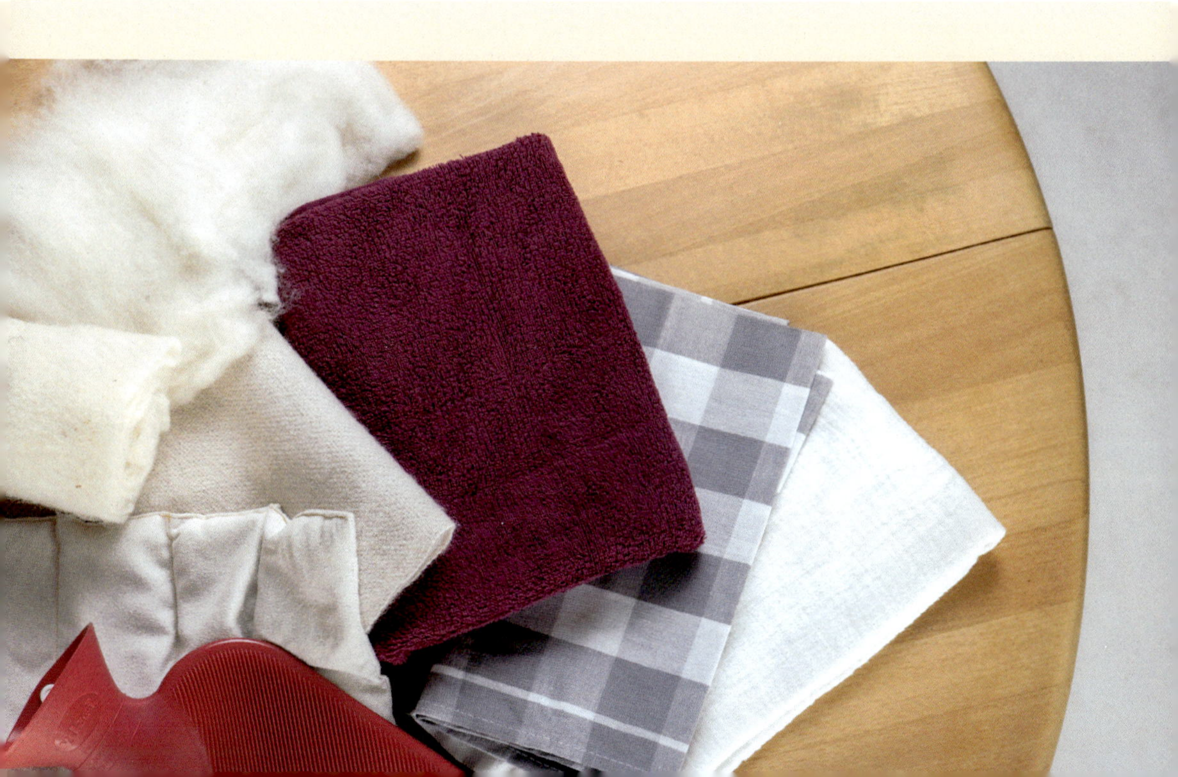

In diesem Kapitel:

- *Hand- und Fußbäder*
- *therapeutische Waschung*
- *Wickel und Auflagen*
- *Einreibungen*

Anleitungen, Wirkweisen, Besonderheiten

Nun ist es an der Zeit, dass Sie eine äußere Anwendung selbst ausprobieren. Vielleicht starten Sie mit einem Hand- oder Fußbad. Sie werden überrascht sein, dass selbst eine so einfache Anwendung eine deutlich spürbare Wirkung entfaltet.

Grundsätzlich gilt:

- Wählen Sie zunächst eine Wirksubstanz (siehe Seite 38).
- Entscheiden Sie sich dann für eine Anwendung, die für Sie gut machbar ist und die dem Menschen wohl tut, den Sie begleiten.
- Setzten Sie sich ein Ziel, stimmen Sie sich ein. Hier können Ihnen die 12 Gesten von Seite 26/27 helfen.
- Gerne können Sie im Nachhinein notieren, was Sie beim nächsten Mal anders machen würden (z. B. die Heizung früher hochdrehen, mehr Zeit einplanen, die Anwendung lieber morgens anbieten, schöne Musik mitbringen, eine andere Substanz auswählen). Bitte experimentieren Sie aber nicht während der aktuellen Anwendung, sondern schließen Sie diese erst in Ruhe ab.

Mein persönlicher Rat an Sie: Schließen Sie vor der Anwendung für einen Moment die Augen und nehmen Sie Ihre Umgebung wahr – den Duft der Substanz, das warme Wasser, die Stille im Raum. Das habe ich mir im Laufe meiner vielen Berufsjahre angewöhnt. Wenn ich zum Beispiel einen Wickel anlege, nutze ich zu Beginn die Wärmflasche, um meine eigenen Hände anzuwärmen. Reibe ich einen Menschen mit einer öligen Substanz ein, verteile ich mitunter nach der Anwendung das restliche Öl auf meinen Unterarmen. Es ist mir besonders wichtig, dass Sie auch an sich selbst denken, auch Sie profitieren von einer Anwendung. Sie sind ein wesentlicher Teil davon. Sie werden mit der Zeit entdecken, wie angenehm es auch für Sie ist, Gutes zu tun. Das beobachte ich immer wieder: Pflege lässt einen wachsen.

> *„Man muss das Gute tun,*
> *damit es in der Welt sei."*
> *Marie von Ebner-Eschenbach*

Hand- und Fußbäder

Auf einen Blick

Wofür geeignet?
- kleine Wohltaten für zwischendurch

Was ist das Besondere?
- Körper und Seele werden in eine Leichtigkeit gebracht. Ein Fußbad spricht eher das Körperliche, ein Handbad das Seelische an.

Was wird gebraucht?
- eine Schüssel oder ein hohes Plastikgefäß, in das beide Füße passen (Eimer, Wäschewanne)
- Wasser und ein Thermometer
- eine Wirksubstanz Ihrer Wahl und etwas Milch
- ein Handtuch, beim Fußbad ggf. eine Decke/einen Bademantel zum Warmhalten

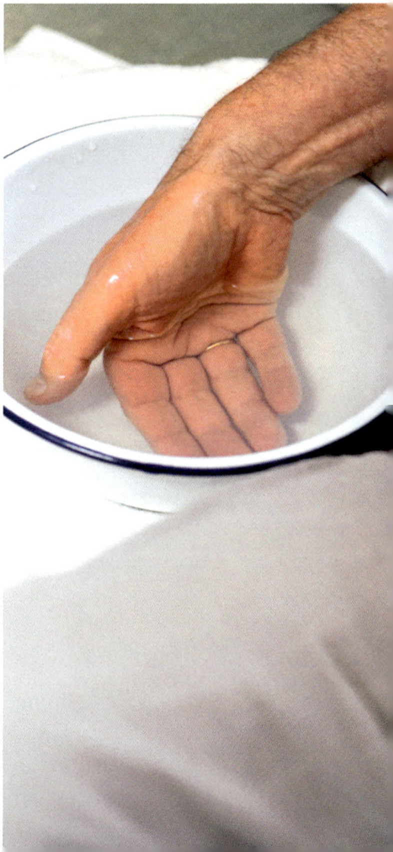

Ganz bewusst beginne ich dieses Kapitel mit Hand- und Fußbädern. Denn hierbei handelt es sich um die einfachsten pflegerischen Angebote, die man nur machen kann – und die dennoch eine Wirkung entfalten. Hand- und Fußbäder können im Sitzen wie auch im Liegen angewendet werden und sind ganz schnell erklärt.

Es geht bei beiden Anwendungen vor allem um kleine Wohltaten. Die behandelte Person sollte also den Zeitpunkt, die Wassertemperatur und den Duft der ausgewählten Wirksubstanz als angenehm empfinden. Ist all das gegeben, lädt ein Fußbad dazu ein, den ganzen Körper zu erleben, während ein Handbad die Tore zum Seelischen öffnet. Über die Hände oder Füße vermittelt sich die wunderbare Leichtigkeit des Wassers. Selbst Pflegebedürftige, die sich nicht mehr gerne berühren lassen, werden ein Hand- oder Fußbad wahrscheinlich genießen. Und auch wenn die kleinen Bäder nicht aufs Sauberwerden abzielen, schenken sie doch all denen eine Erfrischung, die sich beim Waschen gerne sträuben. Über die Emulsion, mit der Sie die Wirksubstanz ins Wasser geben, wird die Haut zudem gepflegt.

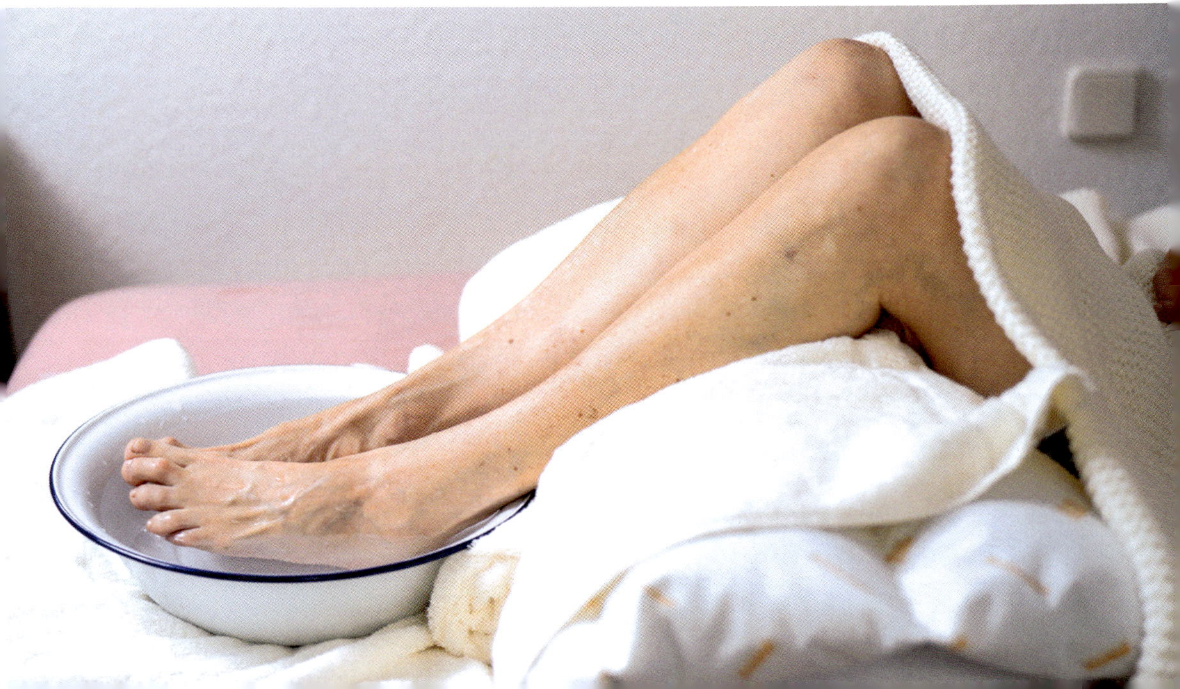

Parallel zum Wohlbefinden entfaltet vor allem das Fußbad einen spürbaren therapeutischen Effekt. Zum einen, weil es den Stoffwechsel des ganzen Körpers beeinflusst. Zum anderen, weil die Haut der Fußsohlen besonders aufnahmefähig für die heilenden Wirkstoffe der pflanzlichen Öle ist.

Grundanleitung für ein Hand- oder Fußbad

- Für ein Handbad eine Schüssel/für ein Fußbad ein großes Plastikgefäß mit Wasserfüllen (so hoch, dass es bis zu den Waden reicht).
- Während eines Fußbads ein großes Handtuch über Badegefäß und Knie legen, um die aufsteigende Wärme aufzufangen.
- Wenn nicht anders angegeben, wählen Sie körperwarmes Wasser, also eine Temperatur von 37 Grad.
- Als Badezusatz kommen verschiedene Öle in Frage, am besten 10%ige Öle aus der Apotheke. Bitte mischen Sie 1 EL Öl mit 2 EL Milch, schütteln Sie die Mischung gut durch und verteilen Sie die Emulsion im Wasser. Sie können auch fertige Badezusätze nehmen, z.B. von Dr. Hauschka oder Weleda.
- Anwendung im Liegen: Für ein Handbad die Schüssel etwas unterhalb des Bettes auf ein Tischchen stellen, so dass die Hand locker hineinreicht. Für ein Fußbad die Beine der/des Behandelten aufstellen und mit einem Kissen unterlagern, wenn möglich den Oberkörper aufrichten.

→ Bitte beachten

- Bei Krampfadern oder Thrombosen nur lauwarmes Wasser verwenden (max. 37 Grad).
- Achten Sie bitte darauf, dass die/der Pflegebedürftige während eines Fußbades nicht auskühlt. Damit dies nicht geschieht, können Sie der betroffenen Person eine Decke um die Schultern legen oder ihr einen Bademantel überziehen.
- Wenn Sie sicher sind, dass Sie den pflegebedürftigen Menschen während der Anwendung allein lassen können, ziehen Sie sich zurück. Aber bleiben Sie in Rufweite für den Fall, dass Wasser überschwappt.

Bewährte Zusätze und empfohlene Badetemperaturen

- **Bei Erkältung:** Rosmarin, 37 Grad
- **Bei Blasenentzündung:** Eukalyptus, 39 Grad
- **Bei innerer Unruhe/schneller Atmung:** Lavendel, 37 Grad
- **Bei Erschöpfung:** Rose, Malve oder Schlehe, Temperatur nach Wunsch
- **Bei kalten Armen und Beinen/niedrigem Kreislauf:** Rosmarin, 37 Grad
- **Bei Fieber, müden Beinen:** Zitrone, etwa 2 Grad niedriger als Körpertemperatur
- **Bei übermäßigem Schwitzen:** Salbei, 37 Grad
- **Zum Aufhellen der Stimmung:** Johanniskraut, Temperatur nach Wunsch
- **Zum Abgrenzen/Umhüllen:** Moorextrakt, 37 Grad

Die angegebenen Temperaturen sind Richtwerte. Entscheidend ist immer das Wohlbefinden der Person, die das Hand- oder Fußbad erhält. Fragen Sie nach, ob die Wassertemperatur angenehm ist. Sie sollten im Hinterkopf behalten, dass kühles Wasser die Gefäße verengt, während warmes Wasser die Gefäße erweitert.

Eine therapeutische Sonderform: Das ansteigende Fußbad

Wenn Sie merken, dass die/der Pflegebedürftige ausgekühlt ist und sich eine Erkältung ankündigt, können Sie mit einem ansteigenden Fußbad den Wärmeorganismus anregen. Diese Sonderform des Fußbades ist sehr wirkungsvoll, kostet aber Kraft. Deshalb bitte nicht mehr anwenden, wenn ein grippaler Infekt bereits fortgeschritten ist, sondern nur bei den ersten Anzeichen einer Erkältung.

Anleitung

- Setzen Sie die Person, die sie wärmen möchten, auf, legen Sie ihr eine Decke über den Schoß und stellen Sie beide Füße in ca. 33 Grad warmes Wasser.
- Geben Sie – vorsichtig – nach und nach etwas heißes Wasser ins Fußbad, bis ca. 40 Grad erreicht sind. Sie können dafür eine Thermoskanne oder den Duschschlauch

nutzen, wenn Sie die Anwendung im Badezimmer vornehmen. Bitte die Wassertemperatur im Fußbad immer wieder mit einem Badethermometer kontrollieren.

- Die gesamte Anwendung sollte 10 bis 15 Minuten dauern. Bitte halten Sie die Füße anschließend mit Wollsocken warm und gönnen Sie der/dem Gebadeten weitere 15 Minuten Ruhe.

Therapeutische Waschungen

Auf einen Blick

Wofür geeignet?

- Aufwertung der Körperpflege am Morgen oder Abend

Was ist das Besondere?

- Die alltägliche Basispflege und ein therapeutisches Angebot verbinden sich in nur einem Arbeitsschritt.

Was wird gebraucht?

- eine Wasch-Schüssel
- Wasser und ein Thermometer
- eine Wirksubstanz Ihrer Wahl und etwas Milch
- ein Waschlappen, ein kleines Handtuch, ein großes Handtuch

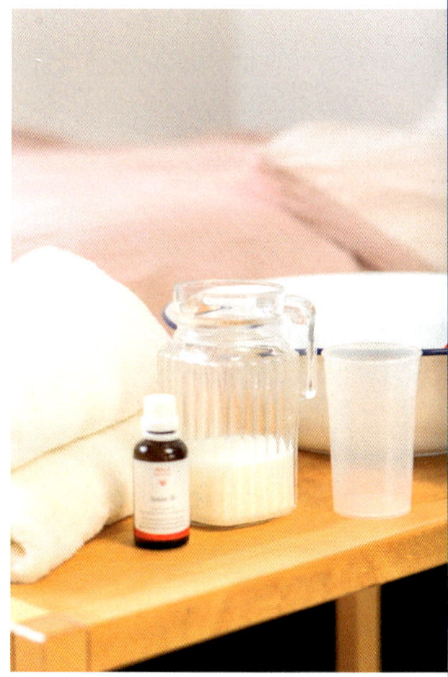

Ein wichtiger Hinweis vorab: Grundsätzlich wird die therapeutische Waschung von Pflegeprofis ausgeführt. Aber ich möchte Ihnen diese pflegerische Handlung unbedingt vorstellen und bin sicher, dass Sie für sich etwas lernen und für Ihre Angebote nutzen können.

Die therapeutische Waschung ist eine wertvolle Anwendung, denn sie kann einfach in den Pflege-Alltag eingebaut werden und benötigt kaum zusätzliche Zeit. Der pflegebedürftige Mensch muss gewaschen werden. Hier geschieht es auf eine besondere Weise und ich kann zudem ein therapeutisches

Angebot integrieren. Bitte beachten sie, dass Waschen so viel mehr sein kann als das Entfernen von Schweiß oder Verunreinigungen des Körpers. Wasser macht Schweres leicht. Wer versteifte Gelenke hat oder viel liegt, erfährt im Wasser Beweglichkeit. Wasser spült Müdigkeit und Schmerzen weg oder wärmt und nimmt Sorgen. Der gewaschene Mensch fühlt sich in seiner Haut wieder wohl.

WASSER
= Reinigung

ÖL
= Pflege

SUBSTANZ
= Therapieangebot

WASSER	LAGERUNG	BERÜHRUNG	WASCH-RICHTUNG	SUBSTANZEN BEISPIELE
Temperatur	sicher	kraftvoll	Striche= bewusst ansprechend	Lavendel= beruhigend
Menge	entspannt	zart	Kreise= Hülle gebend	Rose= schutzgebend
	optimal	rhythmisch	zentral= anregend	Zitrone= erfrischend
		punktuell	dezentral= beruhigend	Birke= aktivierend
		flächig		Schlehe= belebend
				Johanniskraut= aufhellend
				Rosmarin= anregend

Die therapeutische Körperpflege ist morgens oder abends, im Liegen, Sitzen oder Stehen, im Bett, auf einem Stuhl oder auch unter der Dusche möglich. Bevor Sie mit der Waschung beginnen, sollten Sie drei Entscheidungen treffen.

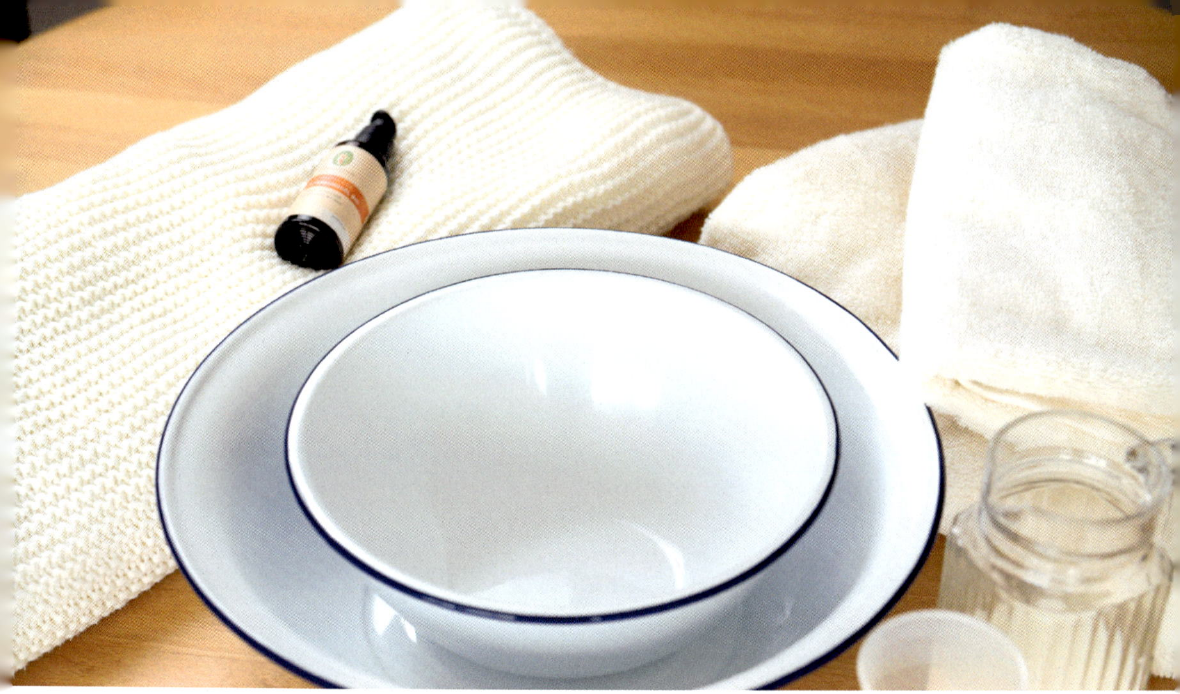

Welche Wirksubstanz wählen Sie aus?

- Für eine therapeutische Körperpflege arbeite ich in der Regel mit einem Öl, das die Wirksubstanz enthält. Anregungen für den Wirkstoff können Sie auf Seite 38/39 nachlesen.
- So stellen Sie eine Emulsion her: Geben Sie das Öl nicht direkt ins Wasser, sondern mischen Sie 1 EL Öl mit 2 EL Milch, schütteln Sie die Mischung gut und verteilen Sie anschließend die Emulsion im Wasser.

Welche Wirkung wollen Sie erzielen?

- Soll die/der Pflegebedürftige angeregt werden, arbeiten Sie zum Herzen hin. Wollen Sie beruhigen, arbeiten Sie vom Herzen weg.
- Beispiel: Ein Mensch mit Ödemen oder niedrigem Blutdruck wird in Herzrichtung gewaschen, bei Schlafstörungen oder hohem Blutdruck geht die Waschrichtung vom Herzen weg.

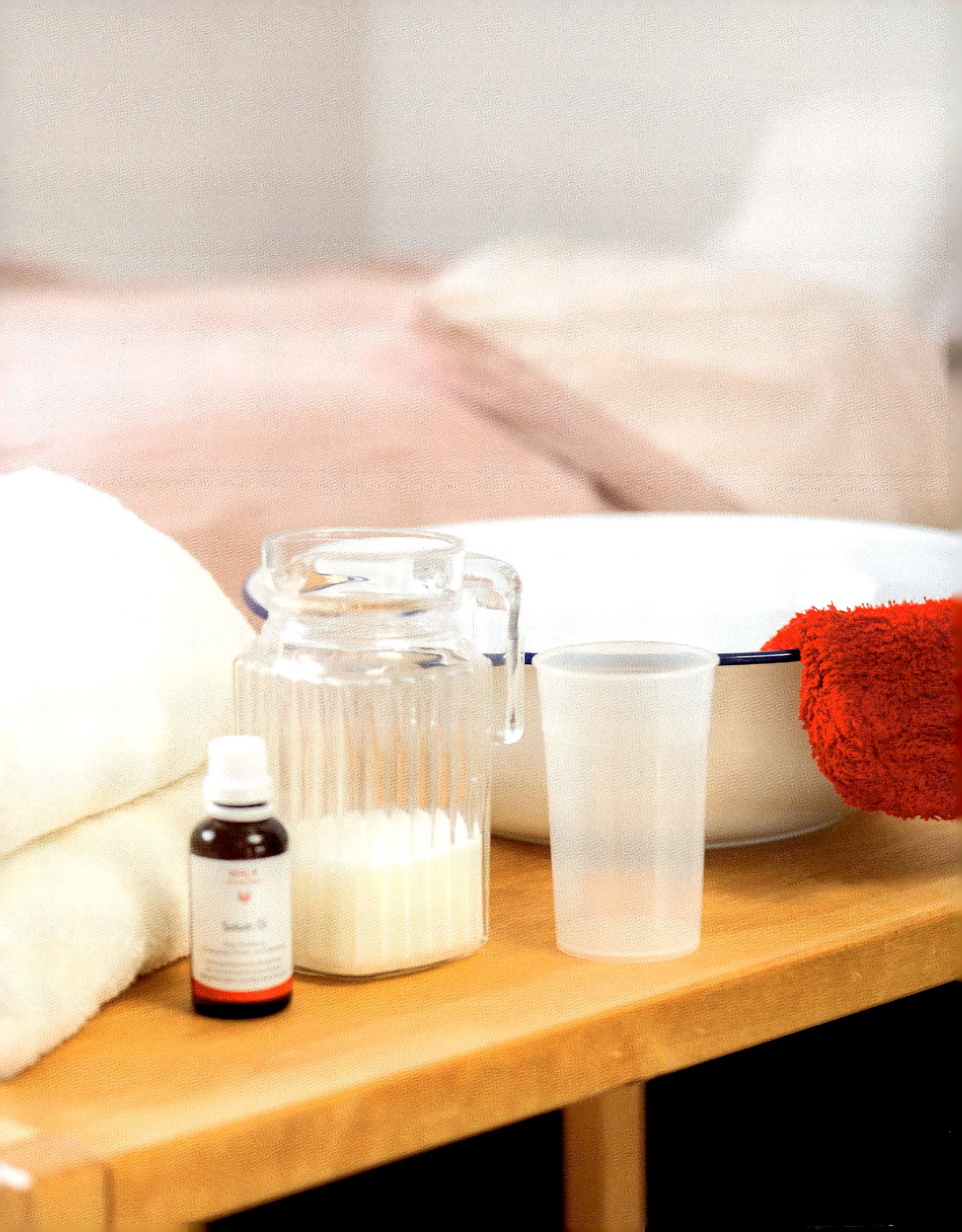

Welche Berührungsqualität genießt der andere?

- Kreisförmige Bewegungen vermitteln Raum, Hülle und Wärme. Strichförmige Bewegungen machen Anfang und Ende, Ziel und Abgrenzung spürbar.
- Beispiel: Ein Mensch mit Atemnot braucht Form und Abgrenzung (also strichförmige Bewegungen), ein Schmerzpatient/eine -patientin braucht Hülle (also kreisförmige Bewegungen).

→ **Bitte beachten**

- Decken Sie die/den Pflegebedürftigen während der Anwendung gut zu und legen Sie immer nur denjenigen Körperteil frei, den Sie gerade waschen.
- Auch wenn Sie sich grundsätzlich für kreisförmige Bewegungen entschieden haben: Arbeiten Sie am Oberschenkel innen immer in Strichen und mit Abstand zum Intimbereich, weil die Anwendung sonst erotisierend wirken kann.

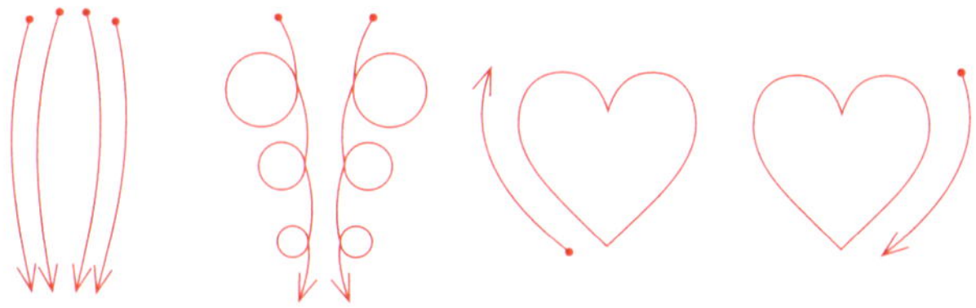

STRICH | KREIS | ZENTRAL | DEZENTRAL

Die einzelnen Schritte, ihre Abfolge und Zielrichtung

Eine therapeutische Waschung beginnt immer am Kopf mit Startpunkt auf der Stirn. Die Anwendung geht über Hände und Arme zum Brustkorb, wo Sie erst die Vorderseite des Oberkörpers und – nach Aufrichtung der gewaschenen Person in einen Sitz oder in die Seitenlage – auch die Rückenseite erreichen. Nun wechseln Sie zum Fußbad und enden schließlich an den Unter- und Oberschenkeln.

Das klingt komplizierter, als es ist. Die Reihenfolge ergibt sich logisch beim Waschen. Und die bebilderte Anleitung hilft Ihnen.

WELCHEN KÖRPERTEIL	WASCHE ICH WIE	MIT WELCHEM ZIEL
GESICHT beide Hälften nacheinander 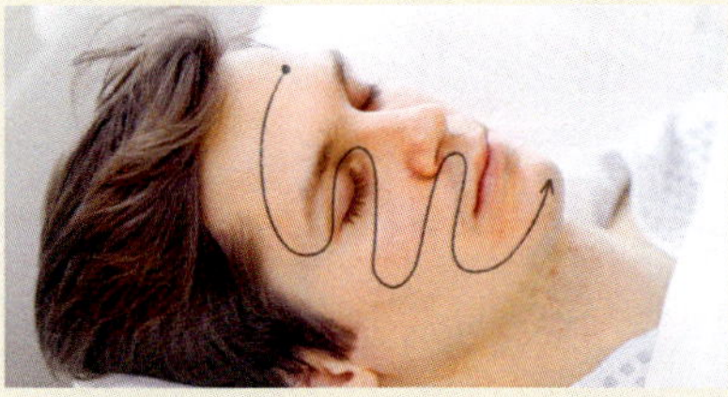	Die Bewegung beginnt an der Stirn, wandert zu einer Schläfe und geht auf dieser Gesichtshälfte über Auge, Wange, Nase und Unterkiefer zum Kinn. Von da weiter zum Ohreingang und hinter die Ohrmuschel. Wiederholung auf der anderen Gesichtshälfte. Dann den Kopf anheben und den Nacken- und Halsbereich waschen.	Die Sinne ansprechen - morgens mit der inneren Haltung „Sinne wacht auf" - abends mit der inneren Haltung „Sinne schließt euch"
HAND rechte Seite 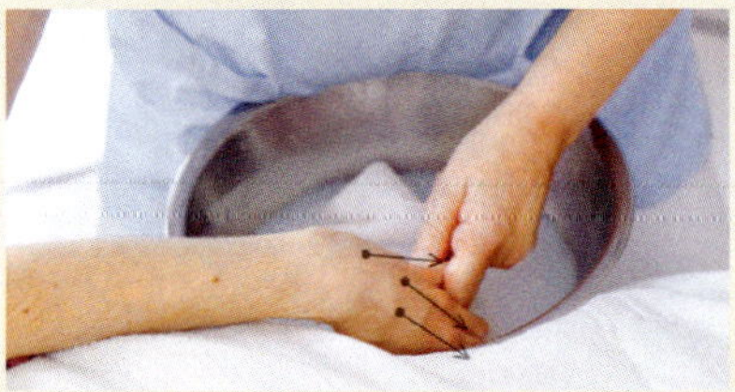	Wasser über eine Hand laufen lassen, dann erst ganze Hand ins Wasser tauchen, Finger im Wasser ausstreichen, auch die Außen- und Innenhand bedenken.	Die schwere Körperlichkeit in die Leichtigkeit bringen. z. B. verkrampfte Hände lösen
UNTER- UND OBERARM rechte Seite 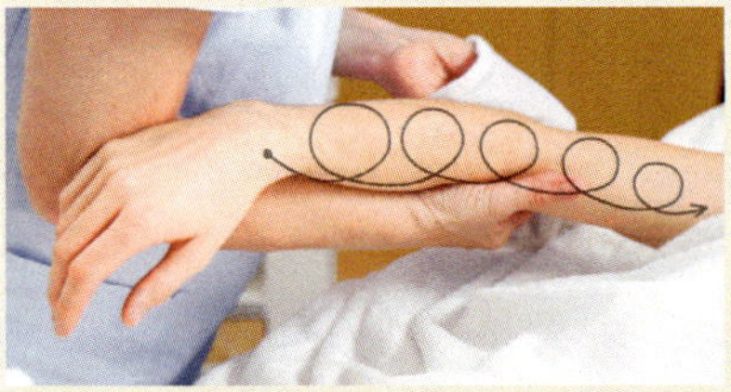	Den Arm vom Handgelenk aus bis zum Schultergelenk waschen (inkl. Achselhöhle).	Bewegungsprophylaxe und Hautkontrolle
BRUST rechte Seite 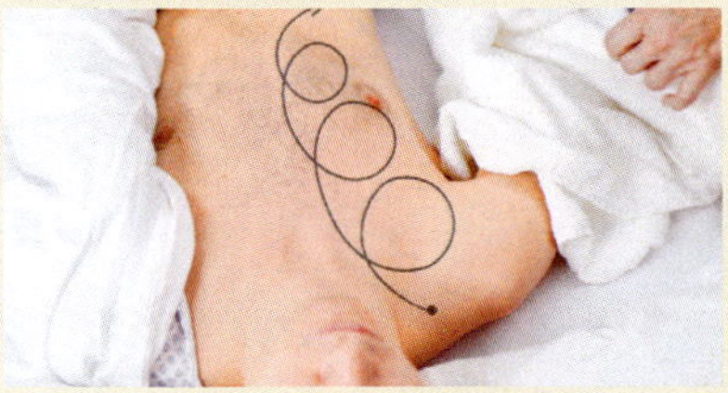	Vorm Schlüsselbein aus über die Brust in den Flankenbereich übergehen.	Die Atmung rhythmisch stimulieren.

WELCHEN KÖRPERTEIL	WASCHE ICH WIE	MIT WELCHEM ZIEL
BAUCH komplett 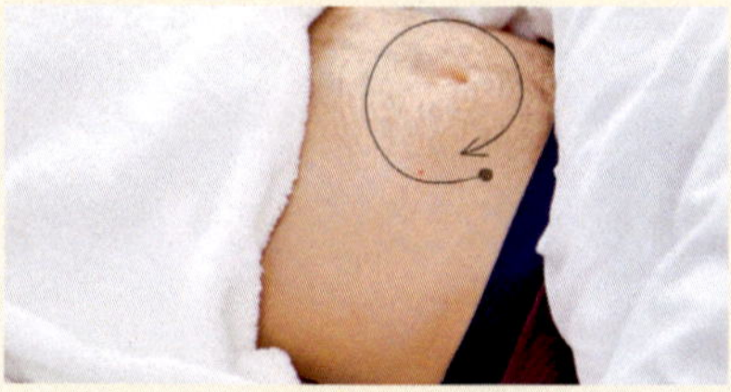	Im Uhrzeigersinn um den Nabel kreisen.	Darmtätigkeit anregen oder beruhigen.
RÜCKEN linke Seite 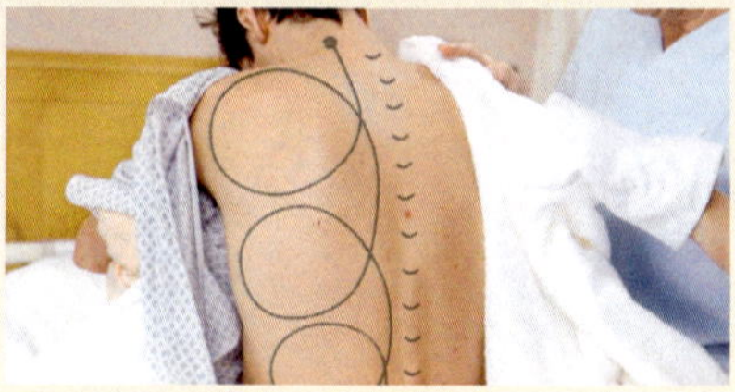	Vom Schulterblatt die Wirbelsäule entlang in den Flankenbereich hineinarbeiten, Abschluss nach unten führend zum Steiß.	Die Aufrichtekräfte anregen, die Durchblutung fördern.
FUSS linke Seite 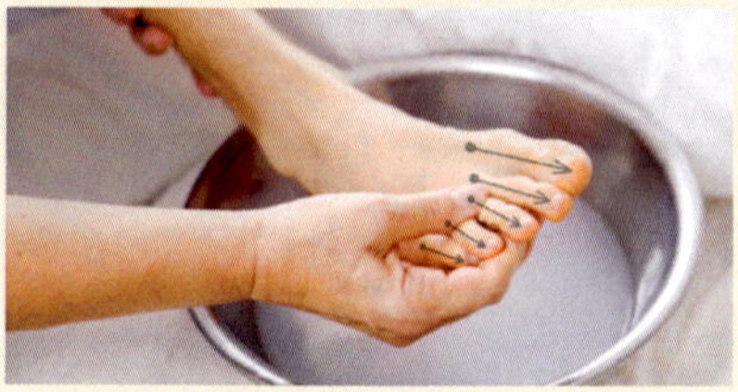	Wasser über den Fuß laufen lassen, erst dann den Fuß in Wasser eintauchen, die Zehen ausstreichen, mit einem Fußsohlenabstrich enden (siehe Anleitung auf Seite 69).	Durch den Sohlenabstrich Aufrichtung und Entlastung anbieten.
UNTER- UND OBERSCHENKEL linke Seite 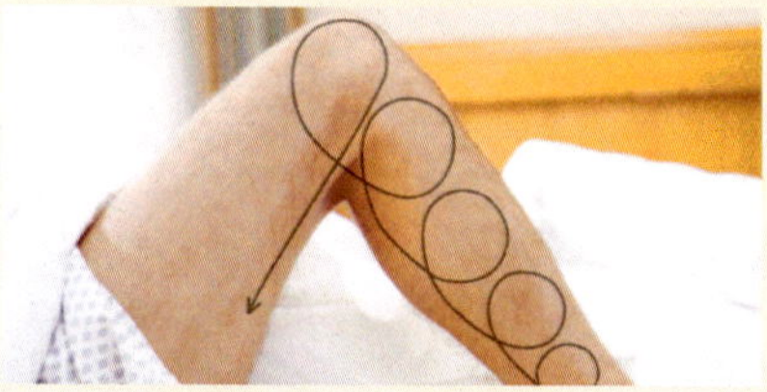	Vom Knöchel hoch zum Knie und weiter bis zum Hüftknochen waschen, dabei erst die Außenseite bedenken, danach die Innenseite. Der Abschluss ist ein Strich an der Hinterseite des Beins (wie eine Strumpfnaht).	Durchblutung fördern, eine Wahrnehmung der Körperlichkeit anbieten. Gleichzeitig können Sie die Hautsituation beobachten.

Während der therapeutischen Waschung erlebt der Patient/die Patientin nicht nur physisch: Ich habe ein Vorne, ein Hinten, ein Rechts und ein Links, ein Oben und Unten. Er/sie erlebt auch seelisch: Ich habe ein Heute, ein Gestern und ein Morgen.

„Wo Bewusstsein ist, ist Licht und Wärme."

Wickel und Auflagen

Auf einen Blick

Anwendungsgebiet

- Raum geben, umhüllen, den Menschen sich wieder spüren lassen

Worin sich Wickel und Auflagen unterscheiden

- Ein Wickel braucht Ruhe und eine bestimmte Einwirkzeit, eine Auflage ermöglicht Bewegung und kann über den ganzen Tag oder die Nacht getragen werden.

Notwendiges Material

- ein Stück Stoff aus Baumwolle oder Seide (z. B. ein Stofftaschentuch)
- ein langes Handtuch oder ein Schal
- für Auflagen etwas Heilwolle oder Watte (als so genanntes Seelchen)
- eine große oder zwei kleine Wärmflaschen
- eine kleine Plastiktüte
- eine Wirksubstanz Ihrer Wahl

Bestimmt haben Sie schon vom Wadenwickel zur Fiebersenkung gehört. Oder vom „Zwiebelsäckchen" bei Ohrenschmerzen, das zu den Auflagen zählt. Dies sind nur zwei Beispiele aus dem nahezu unerschöpflichen Vorrat an Wickeln und Auflagen. Diese beiden äußeren Anwendungen werden gerne als Hausmittelchen abgetan. Dabei gelten sie in der anthroposophischen Medizin als wichtige Therapieformen, die zur Behandlung von akuten Beschwerden oder chronischen Erkrankungen eingesetzt werden. Auch ich könnte mir eine Pflege ohne Wickel und Auflagen nicht vorstellen.

Was unterscheidet die beiden eng verwandten Anwendungen? Ein Wickel umschließt immer den ganzen Körper, er reicht einmal um den Hals, um die Brust, um den Bauch oder um die Wade herum. Eine Auflage hingegen bedeckt nur eine bestimmte Körperstelle, z.B. das Herz, das Ohr oder die Blase. Die kleinere Auflage ist sehr unkompliziert, sie kann unter die Kleidung geschoben und lange getragen werden – auch über Nacht. Der materialintensivere Wickel erfordert die Ruhe der/des Behandelten, seine Anwendungszeit ist begrenzt.

So vielseitig sind Wickel und Auflagen

Wickel und Auflagen können Fieber senken, den Stoffwechsel anregen, Schmerzen oder Verdauungsbeschwerden lindern, durchwärmen, die Abwehrkräfte stärken, den Atem beruhigen, Angst nehmen, abschwellend oder entzündungshemmend wirken. Sie entfalten ihre Wirkung auf drei Ebenen: Über einen Temperaturreiz, über eine Substanz und über die Begegnung zwischen der ausführenden Person und dem pflegebedürftigen Menschen.

Mit einem Wickel oder einer Auflage gehe ich nonverbal in Kontakt. Das ermöglicht mir auch einen behutsamen Zugang zu sehr zurückgezogenen oder demenzkranken Pflegebedürftigen.

Das sollten Sie über die verschiedenen Temperaturen von Wickeln und Auflagen wissen:

- **Warme Anwendungen (36 – 45 Grad)**
  unterstützen das Wohlbefinden, reduzieren Spannungszustände, lösen Krämpfe und Sekrete (z. B. bei Husten und Schnupfen)

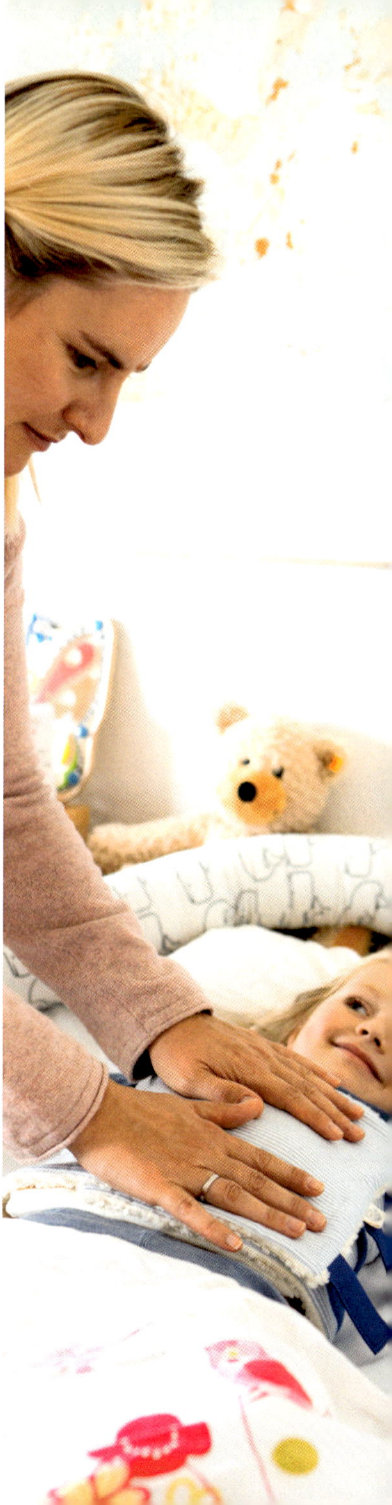

- **Mäßig warme Anwendungen (25 – 28 Grad)**
  eignen sich bei chronischen, nicht entzündlichen Schmerzen, bei Muskelverspannungen und rheumatischen Beschwerden
- **Kalte Anwendungen (10 – 22 Grad)**
  gut bei Quetschungen, Prellungen und Entzündungen, wie z. B. Halsschmerzen, Gelenk- und Nervenentzündungen

→ Bitte beachten

- Stellen Sie sicher, dass Hände und Füße der/des Behandelten warm sind, bevor Sie einen Wickel oder eine Auflage anlegen.
- Verwenden Sie für die Tücher Naturmaterialien wie Wolle, Baumwolle, Leinen oder Seide, um einen Hitzestau zu vermeiden.
- Wenden Sie einen Wickel oder eine Auflage nur auf intakter Haut an.
- Seien Sie vorsichtig mit hautreizenden Substanzen wie Ingwer, Meerrettich oder Senf und auch mit Wärmespeichern wie Leinsamen oder Kartoffeln.

Die Schritte, um einen Wickel oder eine Auflage vorzubereiten, sind identisch. Erst beim Anlegen und bei der Verweildauer unterscheiden sich die beiden Anwendungen.

TIPP Die perfekte Wärmflasche

- Kein kochendes Wasser verwenden, 60 bis 70 Grad Celsius sind genug (diese Temperatur erhalten Sie, wenn Sie ein Drittel kaltes mit zwei Drittel kochendem Wasser mischen)
- Wärmflasche immer nur zur Hälfte füllen und die Luft herausdrücken
- Dann gut verschließen und prüfen, ob die Wärmflasche dicht ist (auf den Kopf drehen)
- Wärmflasche nie direkt auf die Haut legen, sondern in eine Stoffhülle stecken, mit einem Handtuch umwickeln oder auf der Kleidung anwenden

Grundanleitung für einen Wickel oder eine Auflage mit Öl

Vorbereiten

- 9 Tropfen Öl (für Kinder 6 Tropfen) auf das Substanztuch träufeln.

  TIPP Bei Ölflaschen ohne Ausgießhilfe können Sie das Substanztuch direkt auf die Flasche drücken, die Flasche umdrehen und den Vorgang bis zur gewünschten Tropfenzahl wiederholen.

- Nun das Substanztuch in eine kleine Plastiktüte (lebensmittelecht) stecken und 2 Minuten in eine zusammengeklappte Wärmflasche (oder zwischen zwei kleine) legen. Durch die Wärme verteilt sich das Öl auf dem gesamten Substanztuch.

Anlegen

- Das warme Substanztuch aus der Plastikhülle nehmen und auf die entsprechende Körperstelle legen.
- Das Wickeltuch um den ausgewählten Körperteil wickeln und 15 bis 20 Minuten im Liegen einwirken lassen (oder kürzer, wenn sich ein unangenehmes Gefühl einstellt).
- **Variante für eine Auflage:** Das „Seelchen“ als Wärmespender und Schutz für die Kleidung auf das Substanztuch legen und mit der Unterwäsche fixieren.

  TIPP Wenn das Seelchen etwas auftragen darf, können Sie die Wolle oder Watte in einen Waschhandschuh stecken und diesen unter die Kleidung schieben.

Abnehmen

- Das Substanztuch vorsichtig unter dem Wickel hervorziehen und für 10 weitere Minuten die Wärme des großen Wickeltuchs nachwirken lassen.
- Die Auflage kann den ganzen Tag oder die ganze Nacht über getragen werden.

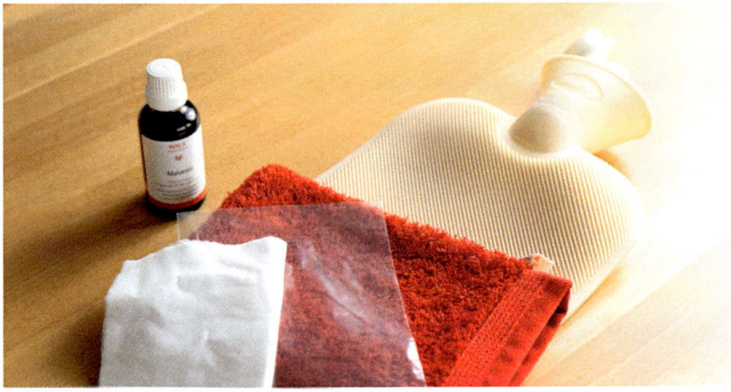

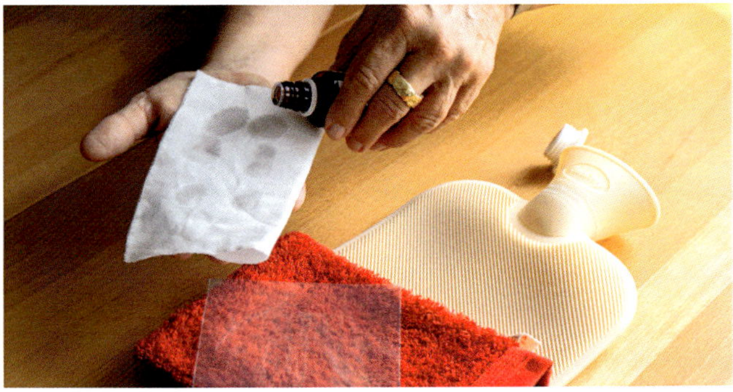

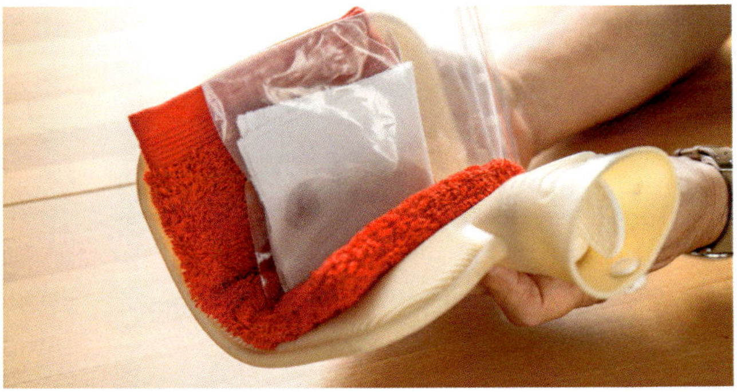

Grundanleitung für einen Wickel oder eine Auflage mit Salbe

Vorbereiten

- Die Salbe messerrückendick (also hauchdünn) auf das Substanztuch streichen.
- Nun das Substanztuch in eine kleine Plastiktüte (lebensmittelecht) stecken und 2 Minuten in eine zusammengeklappte Wärmflasche (oder zwischen zwei kleine) legen. Durch die Wärme verteilt sich die Salbe auf dem gesamten Substanztuch.

Anlegen

- Das warme Substanztuch aus der Plastikhülle nehmen und auf die entsprechende Körperstelle legen.
- Das Wickeltuch um den ausgewählten Körperteil wickeln und 15 bis 20 Minuten im Liegen einwirken lassen (oder kürzer, wenn sich ein unangenehmes Gefühl einstellt).
- **Variante für eine Auflage:** Das „Seelchen“ als Wärmespender und Schutz für die Kleidung auf das Substanztuch legen und mit der Unterwäsche fixieren.

TIPP Wenn das Seelchen etwas auftragen darf, können Sie die Wolle oder Watte in einen Waschhandschuh stecken und diesen unter die Kleidung schieben.

Abnehmen

- Das Substanztuch vorsichtig unter dem Wickel hervorziehen und für 10 weitere Minuten die Wärme des großen Wickeltuchs nachwirken lassen.
- Die Auflage kann den ganzen Tag oder die ganze Nacht über getragen werden.

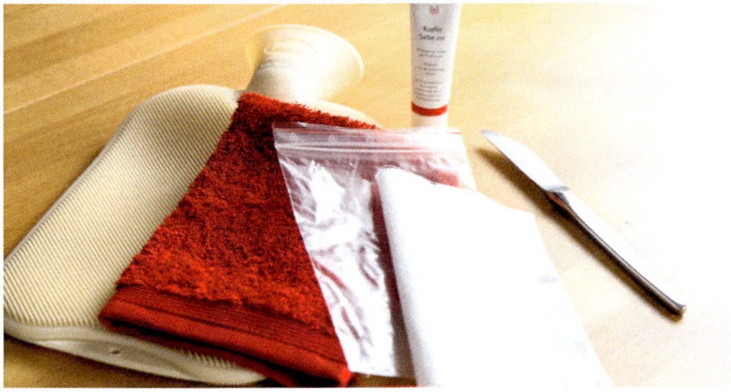

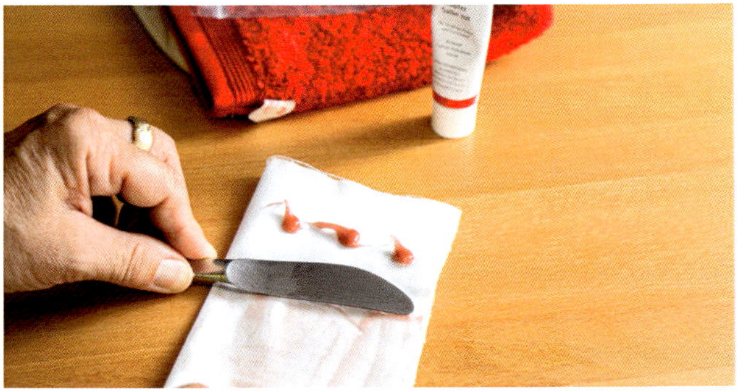

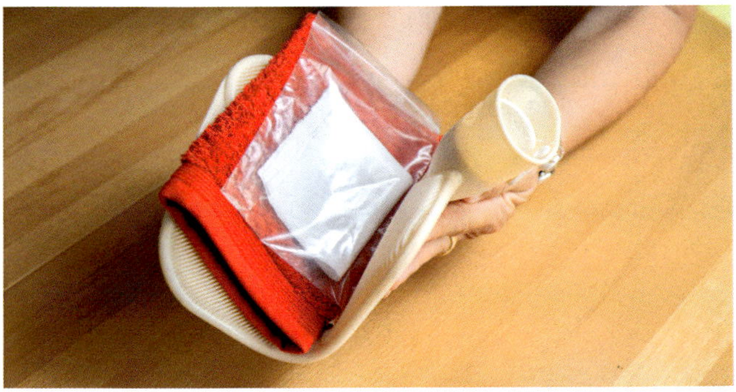

Grundanleitung für einen Wickel oder eine Auflage mit Essenz

Vorbereiten

- In einer Schüssel 2 EL Essenz mit 300 ml lauwarmem Wasser übergießen.
- Das Substanztuch falten, von beiden Seiten her aufrollen und in die Schüssel legen. Herausnehmen, gut auswringen und glattstreichen.

Anlegen

- Das noch warme Substanztuch auf die entsprechende Körperstelle legen.
- Das Wickeltuch eng um den ausgewählten Körperteil wickeln und 15 bis 20 Minuten im Liegen einwirken lassen (oder kürzer, wenn sich ein unangenehmes Gefühl einstellt).
- **Variante für eine Auflage:** Das „Seelchen" als Wärmespender und Schutz für die Kleidung auf das Substanztuch legen und mit der Unterwäsche fixieren.

  TIPP Wenn das Seelchen etwas auftragen darf, können Sie die Wolle oder Watte in einen Waschhandschuh stecken und diesen unter die Kleidung schieben.

Abnehmen

- Das Substanztuch vorsichtig unter dem Wickel hervorziehen und für 10 weitere Minuten die Wärme des großen Wickeltuchs nachwirken lassen.
- Die Auflage kann den ganzen Tag oder die ganze Nacht über getragen werden.

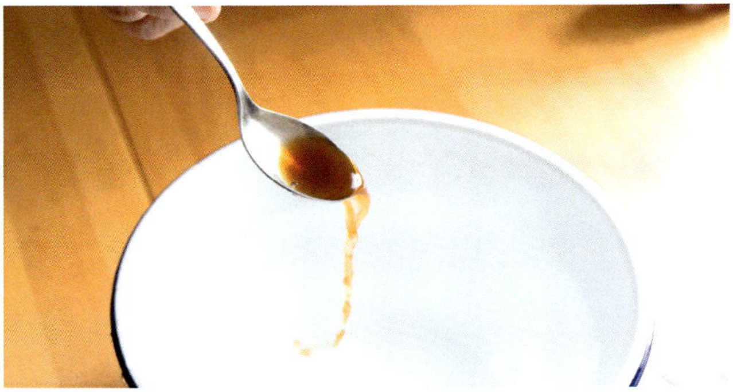

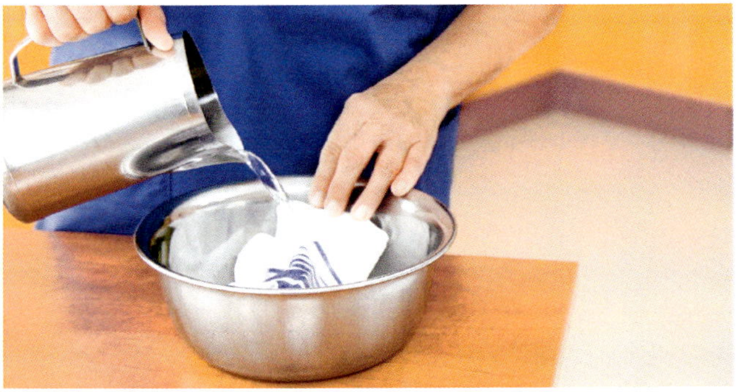

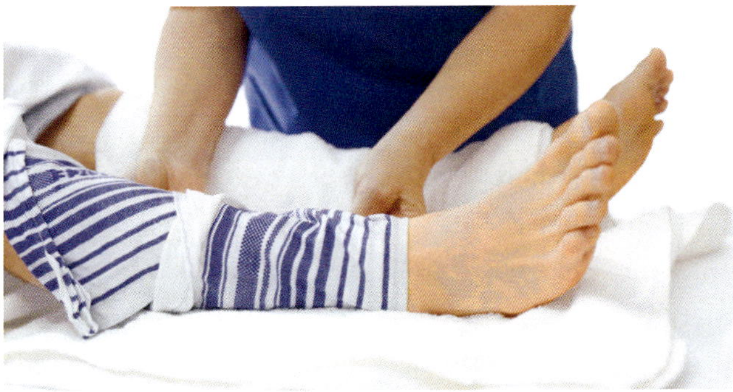

Mit dieser Grundanleitung und der Übersicht natürlicher Substanzen auf Seite 38/39 können Sie gut arbeiten. Ich möchte Sie ausdrücklich ermuntern, Ihre eigenen Erfahrungen zu sammeln. Hier stelle ich Ihnen einige beispielhafte Wickel und Auflagen vor, die im nächsten Kapitel angesprochen werden. Probieren Sie meine Empfehlungen aus, variieren Sie, halten Sie fest, was sich in Ihrem persönlichen Alltag bewährt.

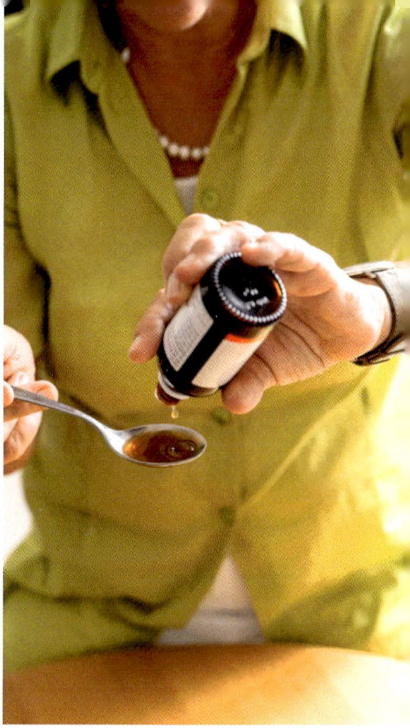

Brustauflage mit Eukalyptusöl bei Atembeschwerden
→ nach Grundanleitung

Nackenwickel mit Aconit Schmerzöl bei Schmerzen
→ nach Grundanleitung

Bauchwickel mit Oxalis- oder Melissenöl bei Verdauungsstörungen
→ nach Grundanleitung

Wickel oder Auflage mit Arnika-Essenz als Erste Hilfe bei blauen Flecken
→ nach Grundanleitung

Unaufdringlicher Helfer: Herzsalbenlappen mit Aurum Salbe bei innerer Unruhe

Dieser Salbenlappen wird direkt über dem Herzen aufgelegt. Er eignet sich sehr gut bei innerer Unruhe, Angst oder Erschöpfung. Die WALA Aurum comp. Salbe harmonisiert und gleicht aus, ohne den behandelten Menschen einzuengen oder zu bedrängen. Deshalb empfehle ich diese Wirksubstanz auch in der Palliativpflege.

Sie können sich an der Grundanleitung für eine Auflage orientieren. Mein Tipp für die Durchführung: Legen Sie den Menschen, den Sie pflegen, auf den Rücken oder bringen Sie ihn in eine aufrechte, stabile Position. Machen Sie nur den Dekolletébereich frei, um den Salbenlappen aufzulegen. Danach bitte

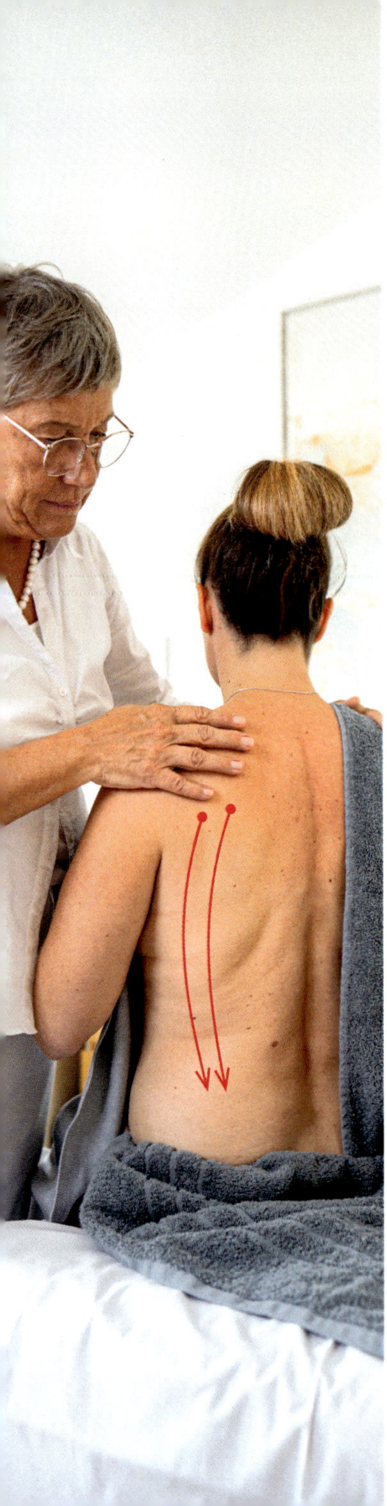

wieder bekleiden und zudecken. Der Salbenlappen sollte zwei Stunden wirken können, darf aber auch über Nacht getragen werden.

Kleiner Wickel, große Wirkung: Gelenkwickel mit Rosmarinöl bei kalten Füßen und Händen

Sie können sich auch für diesen besonderen Wickel an die Grundanleitung halten. Bitte beachten Sie dabei folgendes:

- Wählen Sie ein Substanz- und ein Wickeltuch in der Größe des Hand- oder Fußgelenks (z. B. ein Stofftaschentuch).
- Als Wirksubstanz empfehle ich Rosmarinöl (9 Tropfen auf das Substanztuch geben).
- Es bewährt sich, den fertigen Wickel mit einem Pflaster zu befestigen.
- Bitte nie die Hände und Füße gleichzeitig behandeln.
- Der Wickel sollte mind. 15 Minuten einwirken, darf aber auch den Tag über an den Hand- oder Fußgelenken verbleiben. Bitte spätestens am Nachmittag abnehmen, weil das belebende Rosmarinöl sonst das Einschlafen erschweren könnte.

Einreibungen

Auf einen Blick

Anwendungsgebiet
- für alle (auch für Menschen, die einen Grund brauchen, um sich berühren zu lassen)

Das Besondere
- schnell und unkomplizierte Anwendung, auch ohne Wirksubstanz möglich

Notwendiges Material
- Ihre Hände
- eine Wirksubstanz Ihrer Wahl

Einreibungen sind auch für Ungeübte leicht auszuführen, denn Sie haben in der Vergangenheit bestimmt schon sich selbst und andere Personen mit Sonnenschutz eingecremt. Das gleiche machen Sie nun mit einer Salbe, einer Essenz oder einem Öl. Die Einreibung dient dazu, eine heilsame Wirksubstanz so aufzutragen, dass der Körper sie gut auf- und annehmen kann.

Mit Einreibungen können Sie einiges erreichen, beispielsweise Verspannungen und Schmerzen lindern, die Durchblutung oder Wundheilung verbessern, Atmung, Verdauung und Wärme regulieren, Orientierung und Geborgenheit geben.

Durch Ihre Bewegungen verstärken Sie die Wirkung der Substanz. Aber auch wenn Sie keine Wirksubstanz zur Hand haben, können Sie allein mit der Richtung und Form Ihrer Bewegungen therapeutische Impulse geben:

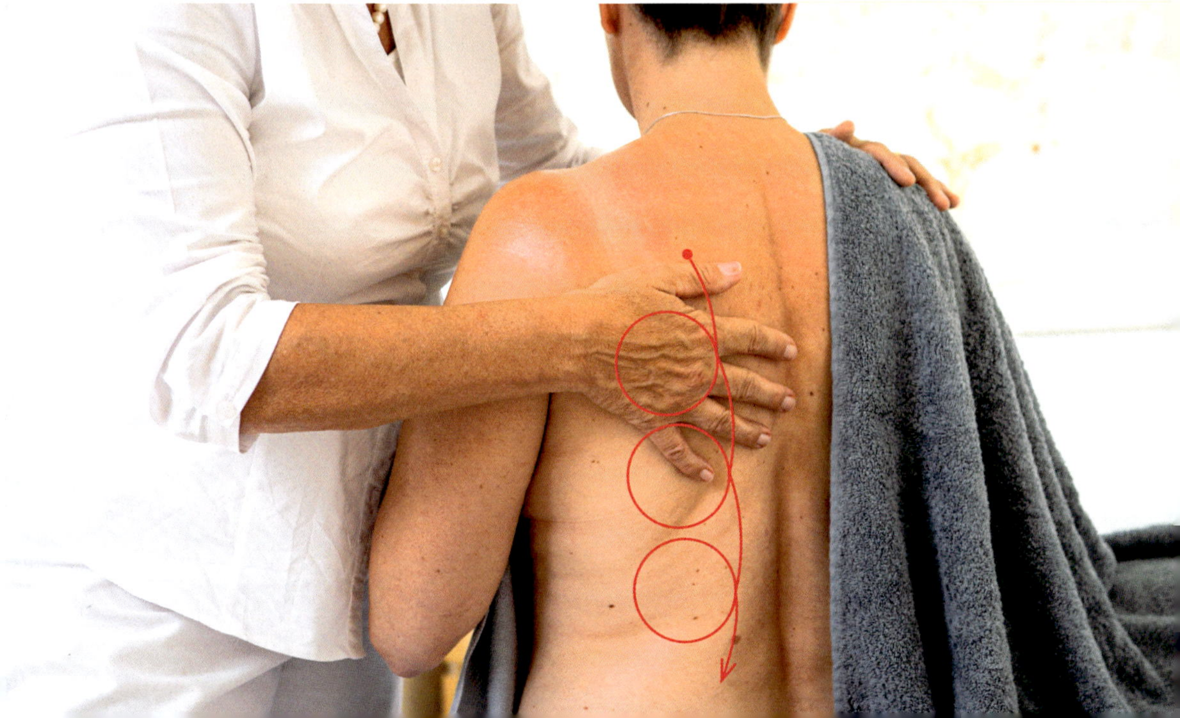

Die Richtung

- zum Herzen hin: anregend
  Beispiel: eine Rosmarineinreibung an den Beinen, um den Kreislauf anzuregen
- vom Herzen weg: beruhigend
  Beispiel: eine Lavendeleinreibung am Rücken bei innerer Unruhe

Die Form

- kreisförmig: gibt Hülle, Wärme und Raum
  Beispiel: bei Erschöpfung und Schmerzen
- strichförmig: gibt Orientierung und Abgrenzung
  Beispiel: bei Überforderung oder Demenz

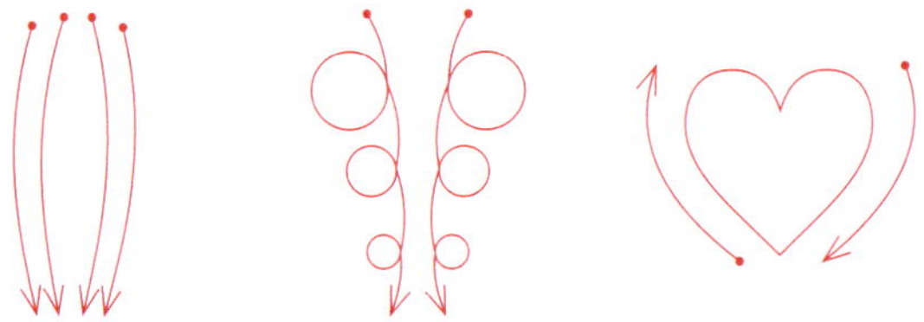

STRICH   KREIS   ZENTRAL/DEZENTRAL

Bitte beachten

- Wunden und nicht intakte Hautpartien aussparen.
- → Die behandelte Person gut zudecken, immer nur denjenigen Körperteil aufdecken, den Sie gerade einreiben.
- Etwa 20 min. Nachruhezeit einplanen.

TIPP Geben Sie Ihren beiden Händen unterschiedliche Aufträge: Eine ist Ihre Arbeitshand, die andere Ihre Begegnungshand. Kurz bevor die Arbeitshand tätig wird, nimmt die Begegnungshand Kontakt auf und bereitet den Pflegebedürftigen auf die Berührung vor.

Soweit die Ausführung, eine Einreibung ist aber viel mehr als das: Sie lebt von der Achtsamkeit und Zuwendung, die Sie dem anderen Menschen entgegenbringen. Über Ihre Bewegungen wird ihm jeder einzelne Teil seines Körpers bewusst. Gerade Pflegebedürftige, die sich nicht oder kaum mehr bewegen, genießen die Wahrnehmung ihres Selbst.

Während einer Einreibung erlebt der andere nicht nur körperlich, sondern auch seelisch: Ich bin bei mir.

Wie führen Sie nun eine Einreibung aus? Welche Form passt zu welchen Beschwerden? Lassen Sie sich von der Substanzliste auf Seite 38/39 inspirieren. Ich gebe Ihnen einige Beispiele, auf die ich im nächsten Kapitel zu sprechen komme:

- Fußeinreibung mit Rosmarin bei kalten Extremitäten
- Schultereinreibung mit Solum Öl bei Schmerzen

Immer gut bei Verdauungsbeschwerden: Eine Baucheinreibung mit Oxalis- oder Melissenöl

Eine Baucheinreibung (Colonmassage) kann zu einer großen Erleichterung bei so unterschiedlichen Beschwerden wie Blähungen, Bauchkrämpfen, Verstopfung oder Durchfall führen. Für Erwachsene verwende ich besonders gerne Oxalis-Öl (dahinter verbirgt sich der Sauerklee), für Kinder wähle ich eher ein Melissenöl.

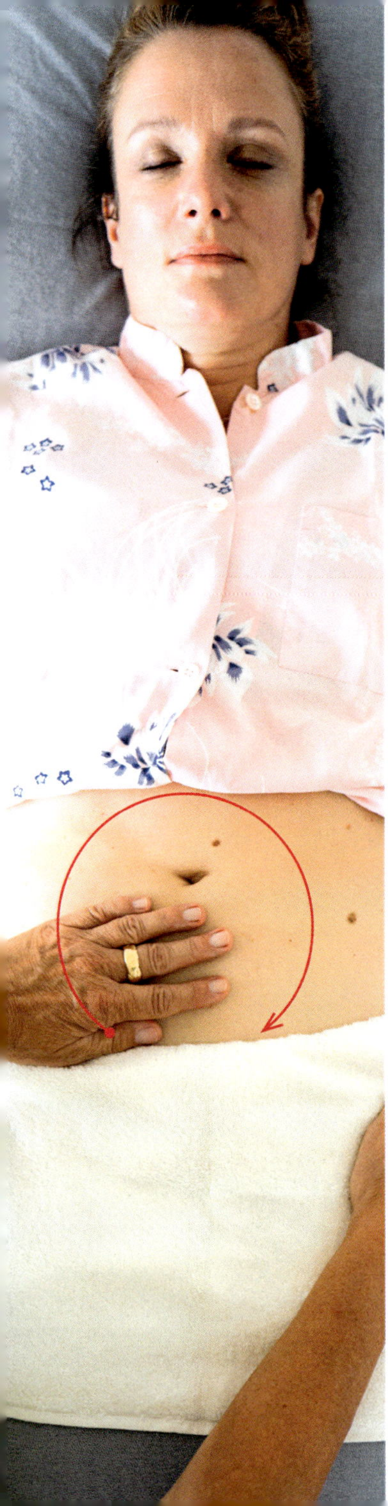

Vorbereitung

Legen Sie den pflegebedürftigen Menschen auf den Rücken und stellen Sie sich seitlich ans Bett. Wenn Sie vorher einen Schal unter der Körpermitte ausbreiten, können Sie den Bauch nach der Behandlung ganz leicht zudecken (Schal evtl. während der Einreibung mit einem Handtuch vor dem Öl schützen). Schieben Sie ein kleines Kissen unter die Knie, damit sich die Bauchmuskulatur entspannt.

Durchführung

Eine Hand legen Sie an die Ihnen zugwandte Beckenseite. Mit der anderen Hand ziehen Sie sanfte Kreise im Uhrzeigersinn um den Nabel herum. Versuchen Sie, die gesamte Handfläche einzusetzen, ohne zu drücken. Stellen Sie sich den Bauch als Kugel vor, über der Sie mit Ihren Bewegungen eine wärmende Kuppel bilden.

Nach 3–5 Kreisen oder etwa eine halbe Minute die Hände behutsam lösen und den Bauch gut zudecken.

Einfach wohltuend: Eine Rückeneinreibung mit Eukalyptus zur Vertiefung der Atmung

Wärmen Sie Ihre Hände an, geben Sie etwas Eukalyptusöl auf Ihre Arbeitshand und stützen Sie mit der anderen Hand den Pflegebedürftigen, der sitzt oder auf der Seite liegt. Reiben Sie nun eine Rückenseite mit einer sanften Bewegung, die zusammenhängende Kreise beschreibt, vom Nacken bis zum Kreuzbein ein, dann auf der anderen Seite, das Rückgrat bitte aussparen.

Eine Rückeneinreibung ist sehr vielseitig. Sie eignet sich auch bei anderen Beschwerden mit anderen Wirksubstanzen.

Im Liegen aufrichten: Ein Sohlenabstrich mit oder ohne Wirksubstanz

Mit einem Öl oder auch mit einer Salbe können Sie auch eine besondere Einreibung an den Füßen, einen so genannten Sohlenabstrich machen. Ich nutze gerne die WALA Kupfer Salbe rot bei Angstzuständen oder Demenz. Und so geht's:

Legen Sie Ihren Handballen in die Mitte des Fußes direkt unterhalb der Zehen und streichen Sie sanft die Fußsohle hinab und über die Ferse hinaus, bis Ihre Hand auf der Matratze zu liegen kommt. Nehmen Sie Ihre rechte Hand für die rechte Fußsohle, Ihre linke Hand für die linke Fußsohle des Pflegebedürftigen. Der Sohlenabstrich kann übrigens auch ohne eine Substanz, nur mit den Bewegungen Ihrer Hand ausgeführt werden. Denn das Wichtige ist, dass der Behandelte eine innere Aufrichtung erlebt. Gerade für bettlägerige Menschen ist das ein wahres Geschenk.

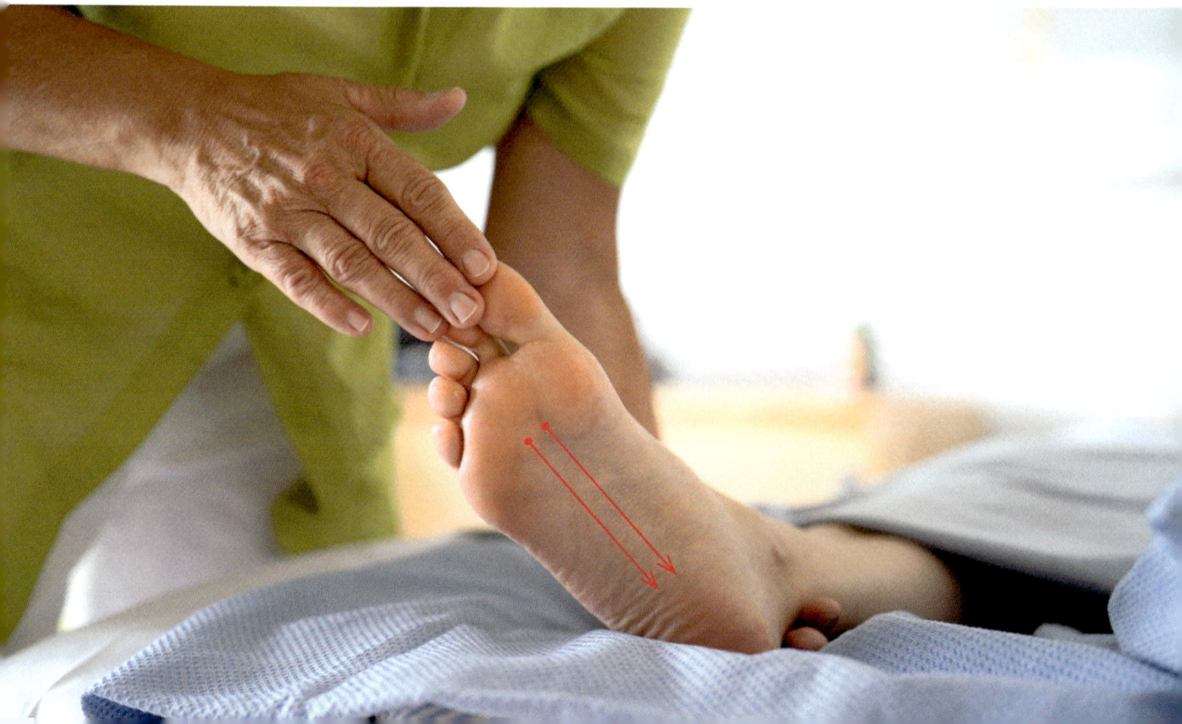

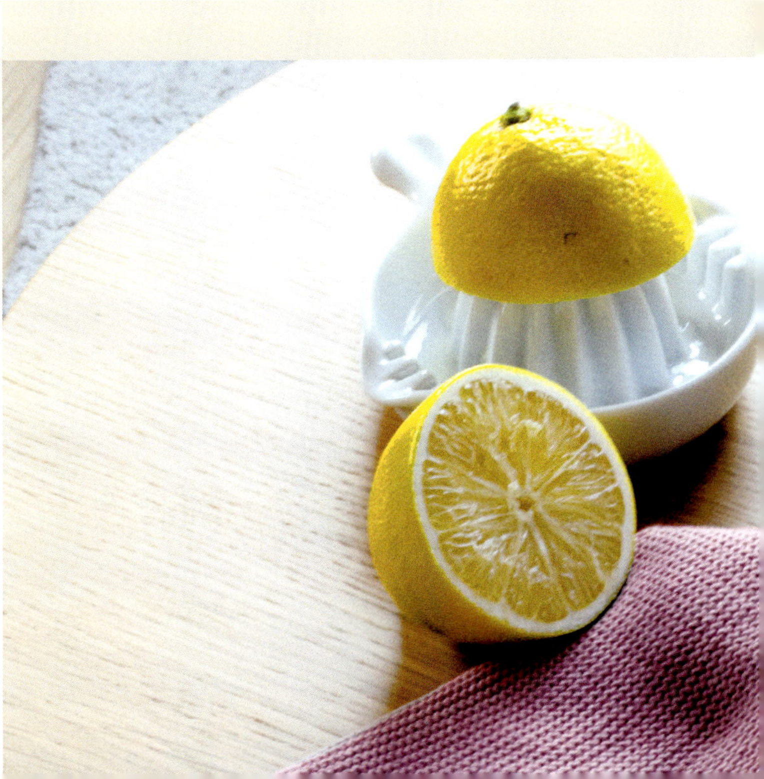

Kapitel 4

Typische Anwendungsgebiete

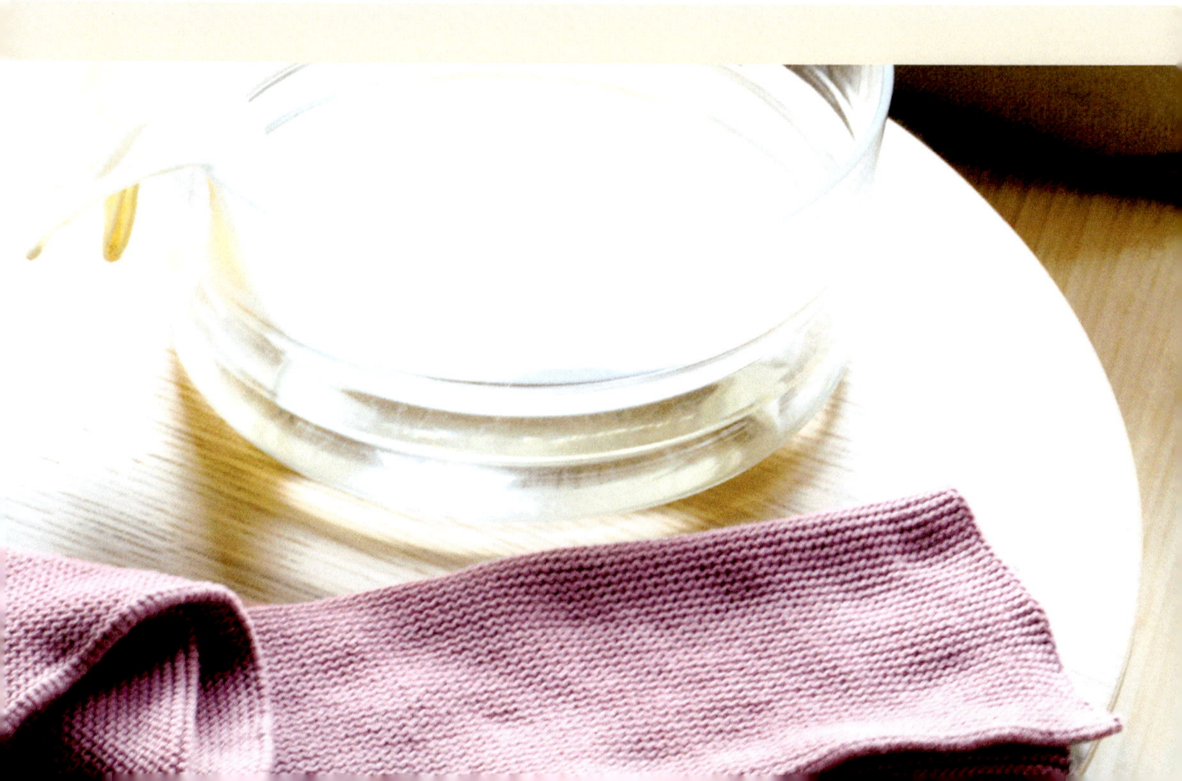

In diesem Kapitel:
- *typische Anwendungsgebiete*
- *bewährte Tipps*
- *Heilpflanzen im Porträt*

Typische Anwendungsgebiete

In diesem Kapitel können Sie nachlesen, wie sich typische Beschwerden mit äußeren Anwendungen lindern lassen. Grundsätzlich steht Ihnen immer das gesamte Repertoire zu Verfügung, weil alle äußeren Anwendungen vielfältig einsetzbar sind. Deshalb gebe ich Ihnen auf den folgenden Seiten keine starren Empfehlungen, sondern immer nur Beispiele. Bitte fühlen Sie sich frei, etwas anderes zu probieren. Die Tageszeit, Ihre persönliche Neigung und vor allem: das momentane Bedürfnis des Menschen, den Sie begleiten, sollte über die Art der Anwendung und die ausgewählte Substanz entscheiden.

> *„Äußere Anwendungen sind immer auch Begegnungen von Ich zu Ich. Sie können das Innere anregen Fragen zu stellen und Klärung anbieten."*

In der Liste auf Seite 38/39 stelle ich Ihnen verschiedene Wirksubstanzen kurz vor, in diesem Kapitel beschreibe ich fünf davon etwas genauer. Sie werden ein Gefühl für das Wesen dieser Pflanzen entwickeln und sie dementsprechend einsetzen können.

- Hochmoortorf/Solum zur Behandlung von Schmerzen: Seite 79
- Sauerklee/Oxalis zur Behandlung von Verdauungsbeschwerden: Seite 83

- Eukalyptus zur Behandlung bei Schwierigkeiten mit der Atmung: Seite 88
- Lavendel zur Behandlung von Unruhe und Angst: Seite 93
- Rosmarin zur Behandlung von kalten Armen und Beinen: Seite 99

Schmerz

Wenn die Lebenskräfte schwinden, wird der physische Leib schwer. Er verursacht nun schnell Druckstellen und Schmerzen – mitunter schon bei den kleinsten Bewegungen. Wer Schmerzen hat, ist nicht mehr im Gleichgewicht. Das hat weitreichende Folgen: Körperlich zeigt sich Schmerz zum Beispiel in einer Schonhaltung (die weitere Schmerzen nach sich ziehen kann) wie auch in Schlaf- oder Appetitlosigkeit. Auf der seelischen Ebene sind es Gereiztheit, Ängste und letztlich auch familiäre Konflikte, die durch Schmerzen hervorgerufen werden können.

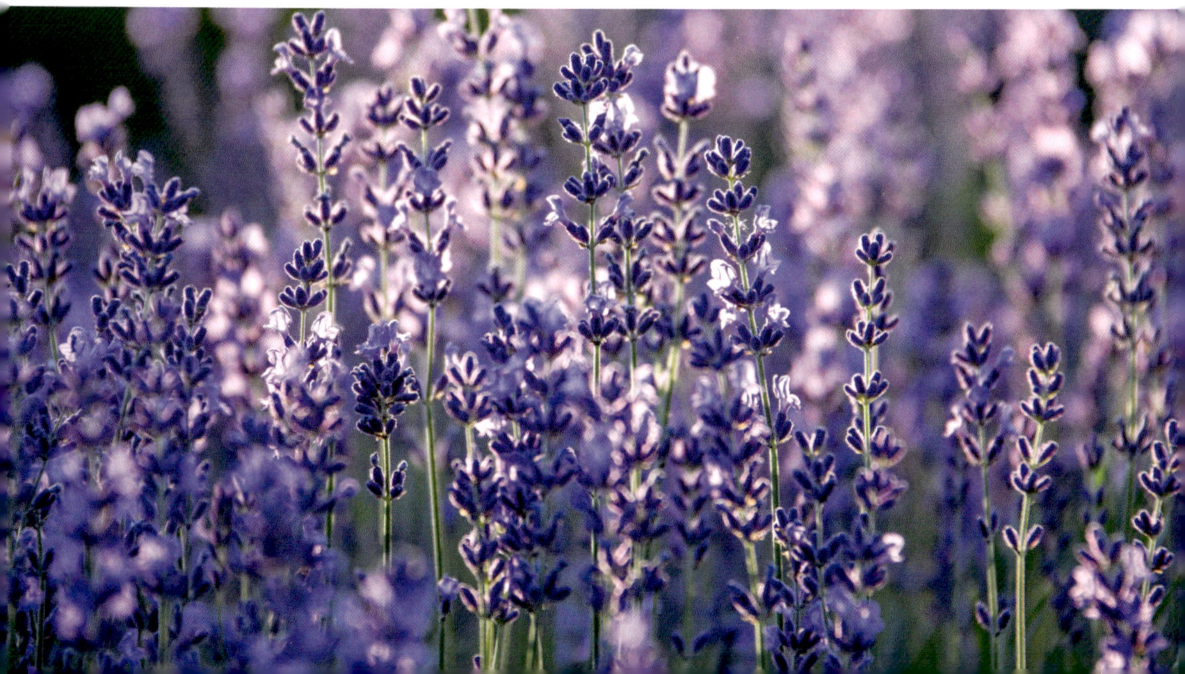

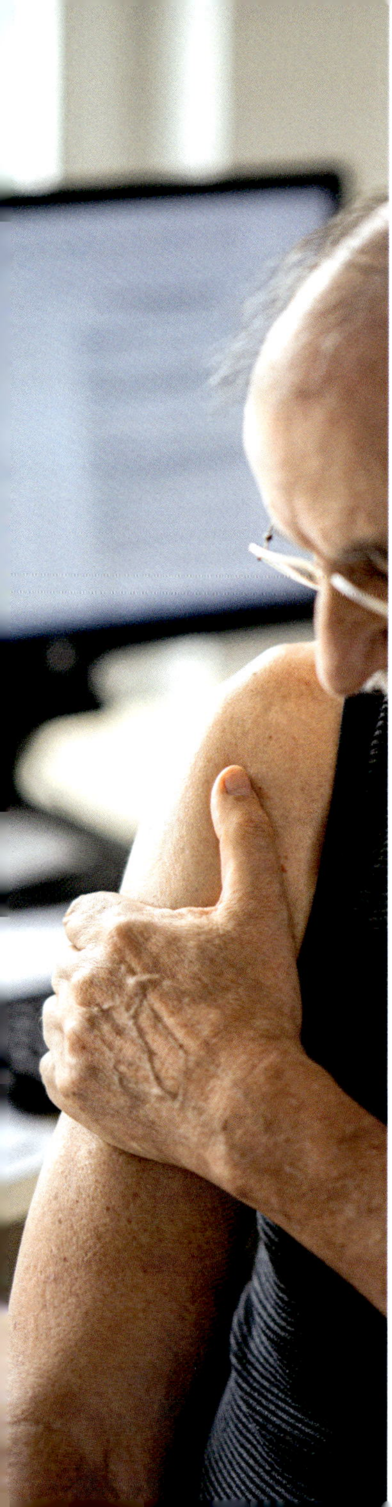

Wenn der Schmerz Kreise zieht

- Schonhaltung → weitere Schmerzen
- Schlafstörung → Müdigkeit
- Gereiztheit → Aktivitätsminderung
- Appetitlosigkeit → Gewichtsverlust
- Angst → Depression
- Familiäre Konflikte → Überforderung aller Beteiligten

Schmerz ist immer ein Festhalten. Die entscheidende Frage lautet also: Wie kommt ein Mensch mit Schmerzen wieder ins Loslassen? Das darf und muss auch in der Palliativpflege gefragt werden. Cicely Saunders hat immer betont, dass ein Mensch am Ende seines Lebens keine Schmerzen haben muss. Und ich möchte hinzufügen: Schmerzen hindern letztlich am Sterben, denn Sterben ist Loslassen.

Schmerzen als Frühwarnsystem

So unangenehm Schmerzen sind – sie dienen immer auch als Frühwarnsystem. Für Sie heißt es deshalb: Bitte genau hinsehen und im Sinne einer ganzheitlichen Palliativbegleitung professionelle Hilfe hinzuziehen. Denken Sie dabei sowohl an ein medizinisches Schmerzmanagement wie auch an einen psycho-sozialen oder spirituellen Beistand.

Schmerzen sind keine Strafe

Schmerzen können mitunter einen sinnhaften Aspekt haben, wenn sie zu einem gesteigerten Bewusstsein führen und eine Entwicklungsmöglichkeit aufzeigen. Vielleicht wirft ein seelischer Schmerz die Frage auf: Was hat dieser Schmerz mit mir zu tun? Vielleicht regt ein physischer Schmerz dazu an, die eigene Ernährung oder Bewegung zu verändern. Aber ich warne davor, Schmerzen zu überhöhen. Vor allem sind Schmerzen keine Strafe. Tun Sie bitte alles, um einem anderen Menschen Schmerzen zu ersparen.

Es gibt ein Schmerzgedächtnis

Starke oder immer wiederkehrende Schmerzen können sich im Schmerzgedächtnis einschreiben. Sie bleiben dann sozusagen im Gehirn präsent. Das kann dazu führen, dass der Körper immer empfindlicher auf neue Schmerzauslöser reagiert oder auch dann noch schmerzt, wenn die Schmerzursachen eigentlich ausgeschaltet sind. Auch deshalb ist es wichtig, Schmerzen schnell zu lindern.

Oft werden Schmerzen schwächer, wenn man sie teilen kann. Indem Sie sich also das Leid klagen lassen und Anteil nehmen, unterstützen Sie einen schmerzgeplagten Menschen.

> *„Ich nehme deinen Schmerz wahr, ich nehme deinen Schmerz ernst."*
> *Hermann Glaser, Gesundheits- und Krankenpfleger*

Äußere Anwendungen bei Schmerzen

Mit Wärme lässt sich Schmerz verwandeln. Deshalb sind äußere Anwendungen bei Schmerzen so gut geeignet. Die Wärme eines Wickels/einer Auflage, einer Einreibung, einer Waschung oder eines Bades umhüllt, entspannt und gibt Sicherheit.

Fallbeispiel

Frau H. ist 72 Jahre alt und bettlägerig. Sie hat starke Schmerzen an den Schulterblättern, selbst das Nachthemd verursacht ein Schmerzgefühl, jede noch so kleine Bewegung verstärkt den Schmerz.

Lösungsangebot

Bei Frau H. muss man mit Berührungen ganz vorsichtig sein. Eine Einreibung wäre definitiv zu viel, selbst ein Wickel könnte ihr unangenehm sein. Ich würde in diesem Fall am Morgen eine Auflage mit Aconit Schmerzöl machen und diese über den Tag wirken lassen.

Bei Schmerzen ist es nicht so entscheidend, für welche Anwendung Sie sich entscheiden, sondern dass Sie möglichst schon am Morgen oder in der akuten Situation etwas anbieten.

Tipps zur Behandlung von Schmerzen

Schmerzen erkennen lernen

Nicht alle Menschen zeigen ihren Schmerz, manche können ihn nicht mehr äußern. Deshalb sollten Sie bei ungewöhnlichen Verhaltensweisen aufmerksam werden und überprüfen, ob sie durch Schmerzen verursacht werden.

Typische Anzeichen sind zum Beispiel:

- Unruhe
- stereotype Bewegungen
- ein angespannter oder ängstlicher Gesichtsausdruck
- Schonhaltung oder verkrampfte Haltung
- Schwitzen
- Aggressivität
- Berührungsempfindlichkeit und Abwehr
- Wimmern, Stöhnen, Schreien
- Ablehnen des Essens
- keine Reaktion auf Trost oder Zuwendung

Schmerzen nicht in Frage stellen

Es ist wichtig, zu vermitteln:

- Ich glaube dir deinen Schmerz.
- Ich respektiere, wie du mit dem Schmerz umgehst.
- Ich werde dich in deinem Schmerz begleiten.

Dem Schmerz einen Ton geben

Schmerzen muss man nicht verstecken. Im Gegenteil: Es kann helfen, beim Ausatmen laut zu stöhnen, zu singen oder zumindest zu seufzen.

Lagerung kann Schmerzen lindern

Bei bettlägerigen Pflegebedürftigen können Sie schon durch eine veränderte Lagerung viel zur Schmerzlinderung beitragen. Sie brauchen nur ein Kissen, eine gefaltete Decke oder ein gerolltes Handtuch.

Ganzkörperschmerz

Oft klagen Menschen, die viel liegen, über diffuse Schmerzen am ganzen Körper. Indem Sie ein Kissen o. ä. unter Ober- und Unterschenkel legen, schaffen Sie eine weitreichende Entlastung.

Schmerzen im Brustbereich

Bei Schmerzen im Brustbereich hilft es, die Ellbogen höher zu lagern. Dazu unter jeden Ellbogen ein gerolltes Handtuch o. ä. legen.

Schmerzen beim Atmen

Wenn die Schmerzen beim Atmen auftreten, können Sie den pflegebedürftigen Menschen aufsetzen bzw. das Kopfteil des Bettes höherstellen. Ein erhöhter Oberkörper gibt mehr Raum zum Atmen. Und über eine tiefe freie Atmung lassen sich Schmerzen besser ertragen.

Schmerzen im Bauch

Drückt es im Bauchbereich (oder treten Verdauungsbeschwerden auf), hilft eine Handtuchrolle o. ä., die Sie quer unter beide Knie schieben.

Schmerzen am Steißbein

Wer lange liegt, den schmerzt unter Umständen mit der Zeit das Steißbein. Dann kann eine Seitenlagerung Linderung verschaffen. Sie müssen die/den Pflegebedürftigen dazu nicht komplett auf die Seite drehen – schon eine leicht veränderte Lagerung, die Sie durch eine lang gerollte Decke unter einer Körperseite erzielen, entlastet.

Schmerzen an den Füßen

Wenn die Füße schwer und die Fersen gerötet sind, legen Sie ein Kissen o. ä. unter jede Wade, um das Gewicht von den Fersen zu nehmen.

Ideale Substanzen: Aconit und Solum

Ich arbeite gerne mit Aconit Schmerzöl, wenn der Schmerz im Muskulären sitzt – wenn der Mensch erstarrt, um keine falsche Bewegung zu machen. In diesem Falle bietet sich eine Auflage an. Folgen Sie einfach der Grundanleitung für Auflagen (ab Seite 57) und versorgen Sie so den betroffenen Körperteil (zum Beispiel den Nacken). Wenn sich die schmerzende Stelle nicht gut mit einer Auflage bedecken lässt, können Sie das Aconit Schmerzöl auch einreiben. Die Einreibung empfehle ich übrigens nicht nur als Ersatz, sondern auch als Ergänzung zur Auflage, also zum Beispiel: am Morgen eine Auflage, am Abend eine Einreibung mit Aconit Schmerzöl.

Wenn die Knochen schmerzen, ist Solum Öl ideal. Ich wähle die Substanz für eine Waschung am Morgen oder auch für ein Fußbad am Abend. Das Element Wasser unterstützt meine Bemühungen, Schweres wieder ins Leichte zu bringen.

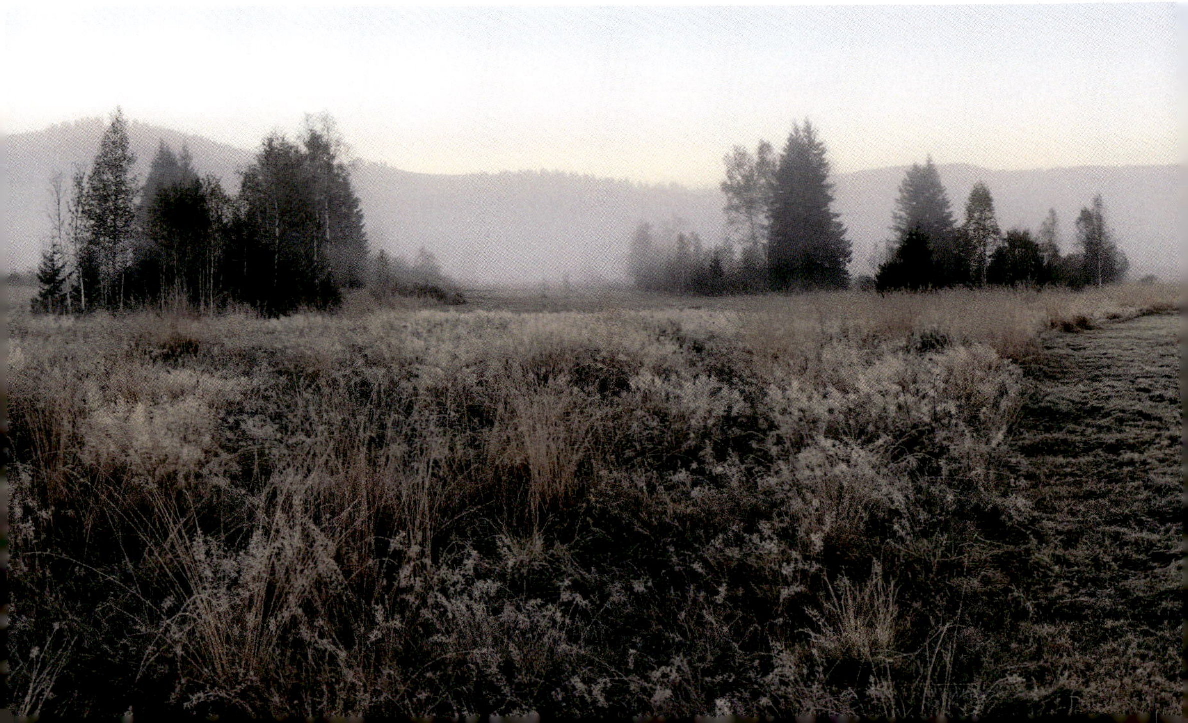

Kurz vorgestellt: Hochmoortorf/Solum bei Schmerz

Ein Moor ist reich an pflanzlichen Stoffen, die durch den ständigen Wasserüberschutz nicht vollständig abgebaut werden. Sie lagern sich ab und werden zu Torf. Dieser Torf ist nicht nur ein – ökologisch problematisches – Brennmaterial, sondern auch eine heilsame Substanz: durchwärmend, ressourcenbewahrend, schützend und kostbar. Denn Torf entsteht sehr langsam: Im Durchschnitt kann sich ein Millimeter Torf pro Jahr in einem Moor ablagern.

Wer in einem Moor spazieren geht, kann sich dem Zauber dieser eigenwilligen Lebensräume nicht entziehen.

Ich verwende gerne ein Öl, das Hochmoortorf/Solum uliginosum enthält: das Solum Öl der WALA Arzneimittel. Es legt sich wie ein Seidenmantel auf die Haut, wirkt lösend und schmerzlindernd. Nach einer Einreibung mit Solum Öl kann sich der behandelte Mensch als Ganzes fühlen und sich damit auch gut abgrenzen. Deshalb ist das Solum Öl auch gut für Nervenschmerzen und bei nervlicher Überlastung geeignet. Es hilft, sich gegen ganz unterschiedliche Angriffe von außen abzuschirmen.

Erste Hilfe bei blauen Flecken

Alte wie auch bettlägerige Menschen bekommen schnell so genannte blaue Flecken (Hämatome), weil sich die Blutgerinnung und die Elastizität der Haut im Laufe des Lebens verändern. Ein Wickel oder eine Auflage mit Arnika-Essenz wirkt schmerzlindernd und abschwellend.

Verdauungsbeschwerden

Verdauen heißt: Ich verarbeite etwas, das ich von außen aufgenommen habe. Ich verwandle es, mache es mir zu Eigen und erschließe mir wertvolle Aufbaukräfte. Es geht dabei nicht nur um Lebensmittel. Auch Erlebnisse, Gespräche oder Emo-

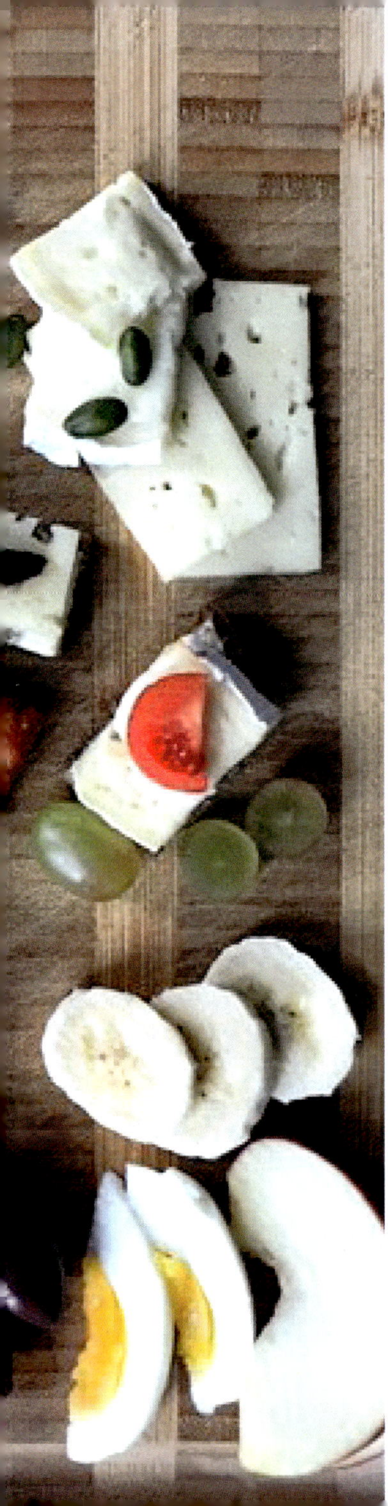

tionen müssen verdaut werden. In all diesen Fällen können Verdauungsbeschwerden auftreten.

Am Ende eines Lebens ist Verstopfung (Obstipation) ein großes Thema. Auch bei Menschen, die gar keine Nahrung mehr aufnehmen. Die Verstopfung kann jetzt ein Zeichen der Abwehr sein. Denn das Verwandeln von irdischer Nahrung kostet Kraft, vielleicht zu viel Kraft für den Menschen an der Schwelle zum Tod. Seelische Nahrung tritt jetzt in den Vordergrund, auch sie kann stärken. Wenn Sie sich für einen sterbenden Menschen Zeit nehmen, mit ihm reden, vielleicht etwas vorlesen, dann geben Sie ihm seelische Nahrung.

Denken Sie auch an eine „seelische Verstopfung". Vielleicht sind wichtige Dinge noch unausgesprochen, Fragen noch nicht geklärt. Sie können wie ein Kloß im Magen liegen.

Zu den typischen Begleiterscheinungen von Verdauungsbeschwerden gehören Übelkeit und Erbrechen wie auch Durchfall (Diarrhoe). Auch wenn es seltsam erscheint: Verstopfung und Durchfall sind zwei Seiten einer Medaille, die mit den gleichen Subtanzen behandelt werden können. Es geht bei beiden Beschwerden darum, der Verdauung wieder einen Rhythmus zu geben.

Auch Blähungen und Appetitlosigkeit werden Ihnen bei der Begleitung schwer kranker Menschen begegnen. Beide Themen sind ganz eng mit dem Nahrungsangebot verbunden. Was Sie einer/einem Pflegebedürftigen anbieten, hat einen therapeutischen Aspekt.

Ganz wichtig: Freude am Essen

Beim Essensangebot für Pflegebedürftige geht es nicht nur um das Was, sondern auch um das Wie: Um einen schön gedeckten Tisch oder einen Teller mit appetitlichen Häppchen, um Abwechslung und Kreativität. Denn: Essen hält Leib und Seele zusammen.

Richten Sie es nach Möglichkeit ein, gemeinsam mit der Person zu essen, die Sie pflegen. Oder sich zumindest mit einer Tasse Tee dazu zu setzen. Damit die Zuwendung zum Essen gelingt und ein Gespräch in Gang kommt, dürfen Radio oder Fernseher jetzt Pause machen. Vielleicht stoßen Sie vor dem Essen mit einem Gläschen Bitterelixier an – Bitterstoffe harmonisieren die gesamte Verdauung und werden auch Ihnen guttun. Ich mische das Bitterelixier mit Orangensaft oder Sprudel und zaubere daraus einen verdauungsfördernden Spritz.

Bei Sterbenden ist alles erlaubt. Schieben Sie die guten Ratschläge beiseite und organisieren Sie das, worauf der Mensch in den letzten Stunden seines Lebens Lust hat: Das darf dann auch ein Stück Sachertorte für den Diabetiker sein.

Keinen Appetit?

Tun Sie einen mangelnden Appetit nicht als Marotte ab: Pflegebedürftige, die zu wenig essen und trinken, können in kürzester Zeit stark an Gewicht verlieren. Und das hat wiederum Auswirkung auf die Haut und erhöht das Dekubitus-Risiko. Versuchen Sie, die Speisen und Getränke so appetitlich wie nur möglich zu gestalten, siehe Tipps.

Aber: In den letzten Tagen oder Stunden vor dem Tod bitte nicht versuchen, Sterbende zum Essen oder Trinken zu überreden.

Das Trinken nicht vergessen

Ausreichend zu trinken ist lebenswichtig. Viele alte Menschen verspüren aber keinen oder nur wenig Durst. Deshalb müssen Sie als Begleitung stellvertretend darauf achten, dass die oder der Pflegebedürftige genug Flüssigkeit zu sich nimmt. Dazu zählen neben Wasser, Tee, Kaffee, Saft, dem Gläschen Bier oder Wein auch wasserreiche Gerichte: Suppen, Kaltschalen oder Smoothies. An der Haut lässt sich übrigens ablesen, ob der Körper ausreichend versorgt ist: Wenn Sie zwischen Daumen und Zeigefinger eine Falte greifen und kurz darauf loslassen, sollte sich die Haut wieder entspannen. Bleibt die Falte stehen, fehlt dem Menschen Flüssigkeit. Nehmen Sie dieses Warnsignal bitte ernst.

Im Zweifel: aufschreiben

Wie viel hat ein pflegebedürftiger Mensch tatsächlich getrunken? Diese Frage lässt sich gar nicht so leicht beantworten – vor allem wenn das Glas am Bett immer wieder aufgefüllt wird oder sich mehrere Pflegende abwechseln. Legen Sie im Zweifel einen Zettel auf den Nachttisch und notieren Sie die genauen Mengen für ein, zwei, drei Tage. Gut, wenn Sie auf zwei Liter kommen. Realistisch ist bei alten Menschen mitunter auch nur ein Liter, weniger sollte es aber nicht sein. Bitte wenden Sie sich auch hier an professionell Helfende.

Äußere Anwendungen bei Verdauungsbeschwerden

Da es bei Verdauungsbeschwerden um Rhythmus und Wärme geht, sind äußere Anwendungen geradezu ideal. Außer Einreibungen sind es vor allem Wickel und Auflagen, die Ihnen jetzt gute Dienste leisten.

Fallbeispiel

Herr N. leidet unter schmerzhaften Verdauungsbeschwerden. Sein Bauch ist so empfindlich, dass ihm eine Anwendung dort unangenehm wäre. Ihm kann eine Einreibung mit Melissenöl an der Innenseite des Oberschenkels Linderung verschaffen.

Tipps für die Behandlung von Verdauungsbeschwerden:

Eine Baucheinreibung tut immer gut

Mit einer Baucheinreibung, einer so genannten Colon-Massage, können Sie die unterschiedlichsten Verdauungsbeschwerden behandeln. Die kreisförmigen Bewegungen bringen die Verdauung wieder ins Gleichgewicht und lindern so gegensätzliche Beschwerden wie Verstopfung oder Durchfall. Als Substanz empfehle ich ein Öl mit Sauerklee (Oxalis) für Erwachsene und ein Melissenöl für Kinder. Die Anleitung finden Sie auf Seite 67/68.

Kurz vorgestellt: Sauerklee/Oxalis bei Verdauungsbeschwerden

Im Frühjahr leuchtet das intensive Grün des Sauerklees im dunklen Wald. Ganze Teppiche webt die zarte Pflanze im feuchten Halbschatten. Der Sauerklee kommt mit sehr geringen Lichtmengen aus – und entwickelt zugleich eine große Strahlkraft. In den Morgenstunden lässt er seine Blätter schwingen, als wolle er den neuen Tag begrüßen. Erst zur Nacht klappt er sie ein und schließt dann auch die weißen Blütenköpfe.

Er scheint ein inneres Licht zu haben, das er bis tief ins Verdauungssystem hineinzutragen vermag. Bei einer Baucheinreibung spüre ich sofort, wie Dunkles heller, Beschwerliches leichter wird. Es stellt sich Harmonie ein: Bei Verstopfung wird der träge Verdauungsapparat belebt, bei Blähungen beruhigt. Vor dem Mittagessen regt Sauerklee den Appetit an, nach den Mahlzeiten fördert er eine gesunde Verdauung.

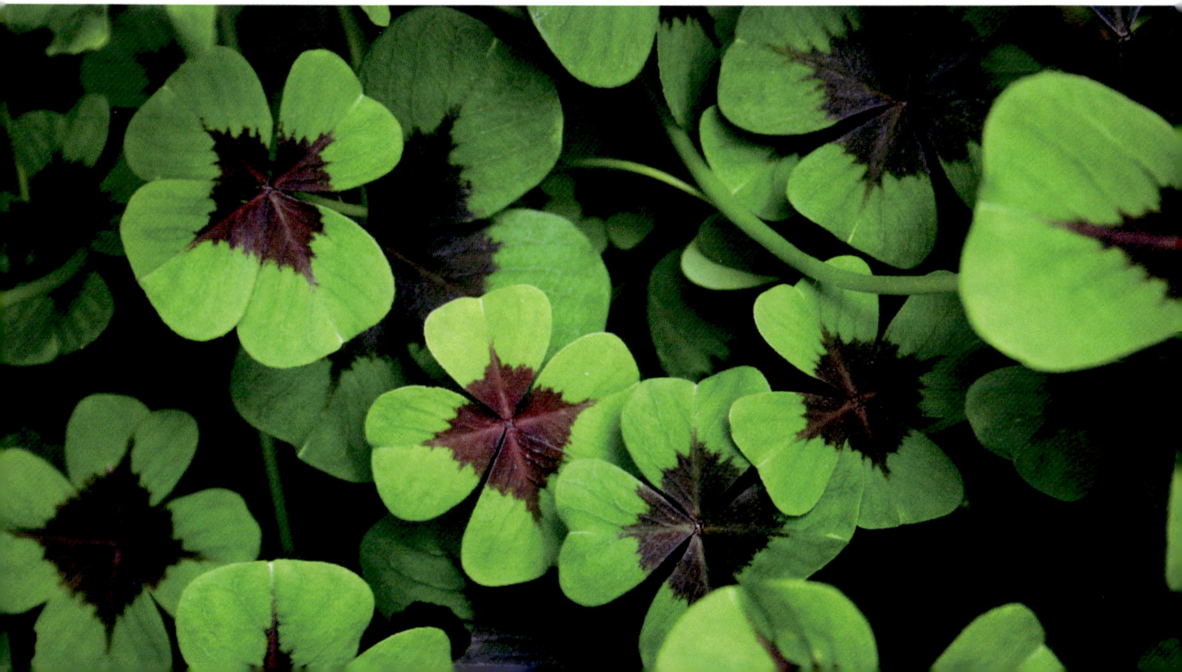

Bitterstoffe sind wertvolle Verdauungshelfer

Bitterstoffe regen bereits im Mund die Produktion von Verdauungssäften an und bringen das Verdauungssystem bei Beschwerden zurück ins Gleichgewicht. Sie sind zum Beispiel in Grapefruit oder Rukola enthalten – wie auch in drei Arzneimitteln, die ich gerne einsetze: Gentiana Magen Globuli velati und Bitter Elixier von der WALA sowie Amara-Tropfen von Weleda.

Mundpflege ist jetzt ein Thema

Es wird Sie vielleicht verwundern, dass ich diesen Tipp bei den Verdauungsbeschwerden platziert habe. Aber bei Menschen, die wenig essen – und das ist bei Verdauungsbeschwerden oft der Fall – ist die Mundpflege besonders wichtig. Es geht vor allem darum, die Mundschleimhaut feucht und die Lippen geschmeidig zu halten. Die Lippen können Sie eincremen, eine feuchte Mundschleimhaut hingegen hängt von der Speichelproduktion ab. Indem Sie dem pflegebedürftigen Menschen ein Stückchen Apfel zum Kauen oder Lutschen anbieten oder auch nur eine aufgeschnittene Orange neben das Bett stellen, regen Sie den Speichelfluss an. Der Speichel spült die gesamte Mundhöhle und schützt so die Zähne und die Mundschleimhaut vor Krankheitserregern.

Bei Verstopfung: das Trinken attraktiv machen

Flüssigkeit ist das A und O bei Verstopfung – aber was tun, wenn der pflegebedürftige Mensch nicht trinken möchte? Füllen Sie sein Lieblingsgetränk in eine Sprühflasche und befeuchten Sie damit den Mundraum. Oder bereiten Sie Eiswürfel aus Saft, Tee, Kaffee oder auch Sekt vor. Sie lassen sich gut lutschen und sehen unwiderstehlich lecker aus.

Bei Durchfall: außen Malve, innen Ton

Bei Durchfall kombiniere ich gerne eine äußere Anwendung und ein Arzneimittel zum Einnehmen: Äußerlich setzt eine Auflage mit Malvenöl dem ungezügelten Stuhlgang eine Form. Innerlich wirkt das Bolus Alba comp. Pulver entkrampfend und beruhigend auf das sensible Verdauungssystem. Diese Komposition von der WALA enthält weißen Ton (Bolus Alba) – so erklärt sich der Name.

Bei Übelkeit und Erbrechen: kleine Portionen anbieten

Damit pflegebedürftige Menschen bei starkem Erbrechen nicht dehydrieren, müssen sie Flüssigkeit aufnehmen. Am besten geht das in kleinen Schlückchen, die Sie mehrmals in der Stunde anbieten. Auch der Übelkeit können Sie gut mit kleinen Portionen begegnen. Ich finde es praktisch, eine Thermoskanne mit Suppe bereit zu stellen, aus der ich immer wieder eine Tasse oder auch nur einige Löffel entnehmen kann.

Bei Blähungen: Heilerde, Wärmflasche, Tee

Blähungen (medizinisch: Meteorismus) nehmen in palliativen Situationen häufig zu, lassen sich aber gut behandeln. Zum Beispiel mit Heilerde, die es nicht nur als Pulver, sondern auch in Kapseln gibt. Auch die gute alte Wärmflasche hilft – bitte

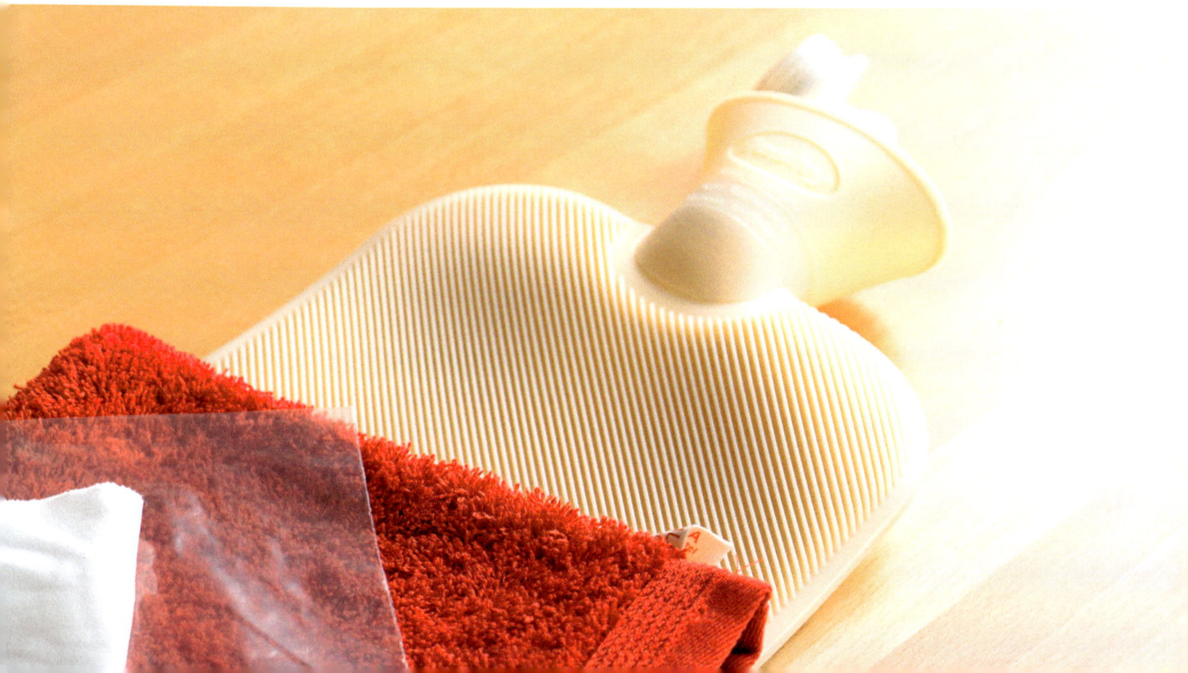

füllen Sie die Flasche aber nur leicht, damit sie nicht zu stark auf den Bauch drückt. Ansonsten viel trinken, möglichst ohne Kohlensäure, und blähende Lebensmittel wie Milch und Milchprodukte, Eier oder Kaffee reduzieren.

Bei Appetitmangel: Appetit machen

Es klingt sehr einfach, aber auch einfache Dinge können etwas bewegen. Richten Sie das Essen schön an, stellen Sie eine Blume auf den Tisch oder das Tablett, machen Sie dem appetitlosen Menschen Appetit. Selbst wenn nur belegte Brote auf dem Speiseplan stehen, können Sie diese in Quadrate schneiden und sie abwechselnd, wie auf einem Schachbrett, anordnen. Übrigens: Gelbe und orange Farbtöne regen den Appetit an. Eine gelbe Serviette oder ein orangefarbener Becher können viel bewirken.

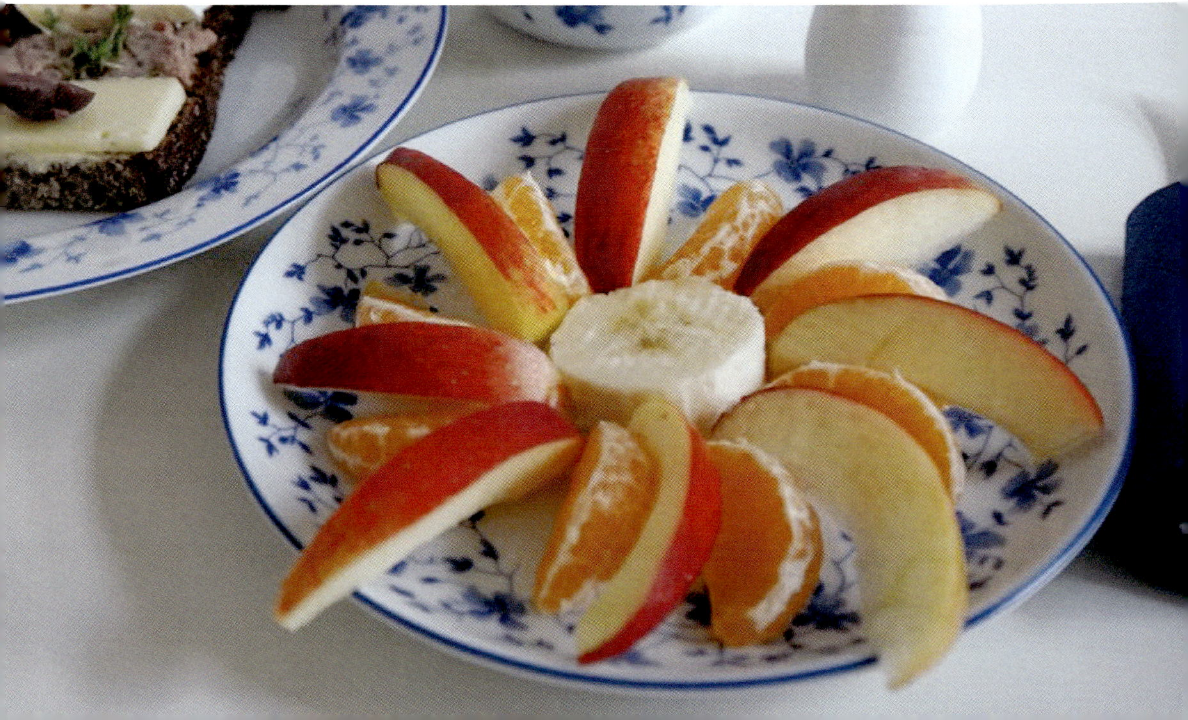

Schwierigkeiten mit der Atmung

Wenn ein pflegebedürftiger Mensch über einen längeren Zeitraum unregelmäßig oder flach atmet, sollten Sie besonders achtsam werden: Denn zum einen muss abgeklärt werden, ob es sich um eine Lungenentzündung oder asthmatische Beschwerden handeln könnte. Zum anderen ist es sehr unangenehm, nicht atmen zu können. Atemnot macht Angst. Und Angst macht Atemnot.

Ich suche deshalb – wenn möglich – als erstes das Gespräch: Ist es vielleicht die Sorge vor einem Krankenhaus-Aufenthalt, die Überforderung mit alltäglichen Verrichtungen oder ein unerledigter letzter Wille, der einem pflegebedürftigen Menschen den Atem verschlägt? Die Dinge beim Namen zu nennen und Unterstützung anzubieten, kann der oder dem anderen im wahrsten Sinne des Wortes Luft verschaffen.

Zur Ruhe kommen, den Atem vertiefen – das ist wie ein Geschenk. Mitunter reicht es schon, gemeinsam zu atmen, um zurück in den Ur-Rhythmus des Lebens zu finden: Einatmen – ausatmen – Pause. Einatmen – ausatmen – Pause.

> *„Im Atemholen sind zweierlei Gnaden: Die Luft einzuziehn, sich ihrer entladen …"*
> *Johann Wolfgang von Goethe*

Äußere Anwendungen bei Schwierigkeiten mit der Atmung:

Natürlich können Sie auch bei Atembeschwerden mit äußeren Anwendungen viel erreichen, vor allem mit Einreibungen am Rücken und an den Füßen. Die Anleitungen finden Sie im 3. Kapitel ab Seite 64.

Als Substanzen eignen sich Eukalyptus (bei körperlich bedingten Atembeschwerden) oder Thymian (bei seelisch bedingten Atembeschwerden). Wenn der/die Pflegebedürftige aufgrund einer Bronchitis Beschwerden beim Atmen hat, ist der WALA Plantago Bronchialbalsam oder Pneumodoron von der Weleda ideal.

Kurz vorgestellt: Eukalyptus bei Atembeschwerden

Bis zu 70 Meter hoch wird der schnellwüchsige Eukalyptusbaum. Sein charakteristisches Zeichen sind die langen sichelförmig Blätter, denen beim Reiben der intensive Eukalyptusduft entströmt. Sie hängen senkrecht nach unten, um sich vor zu starker Sonneneinstrahlung zu schützen (der Name Eukalyptus leitet sich vom griechischen Wort eu = gut und kalyptos = verhüllt ab). Gegen das Licht gehalten, werden Punkte in den Blättern sichtbar, die das ätherische Öl beinhalten.

Das intensiv duftende Öl vertieft sofort die Atmung. Ich habe bei Anwendungen mit Eukalyptusöl oft einen Seufzer vernommen, als würde eine schwere Last von diesem Menschen abfallen. Der ganze Raum ist nach einer Behandlung von Eukalyptusduft erfüllt. Bitte lüften Sie anschließend. Bei geschwächten Menschen sollte dieses Öl vorsichtig eingesetzt

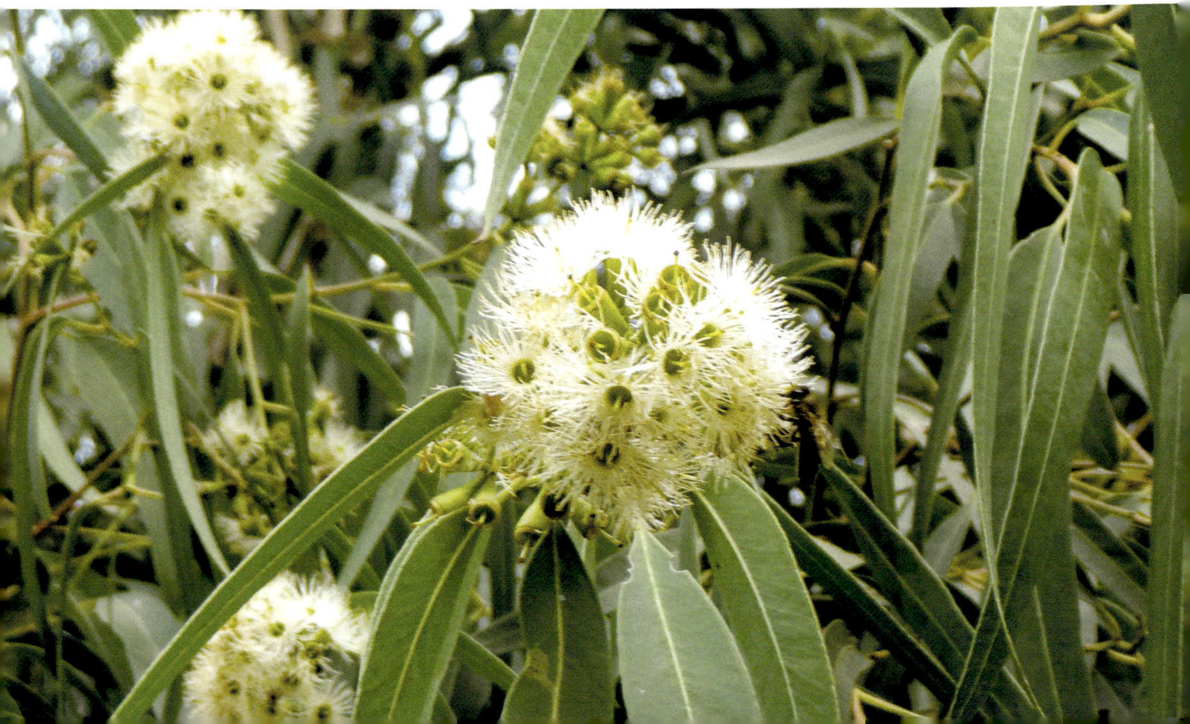

werden. Statt einer Einreibung oder Auflage können Sie es auch in ein Duftlämpchen geben. Eukalyptus eignet sich ebenfalls gut zum Inhalieren.

Wenn Sie direkt an der Brust ansetzen möchten, dann wählen Sie vorzugsweise eine Auflage. Ein Wickel könnte als zu beengend empfunden werden.

Fallbeispiel

Einem Kind, das häufig unter Atembeschwerden leidet, wird ein Duftlämpchen geschenkt. Es darf sich ganz allein darum kümmern, füllt jeden Abend die Schale mit Wasser, zündet das Teelicht an und sucht sich ein Öl aus: Zitrone, Rosmarin, Thymian oder Eukalyptus stehen bereit. Die Beschäftigung lenkt ab, und das Gefühl, selbst etwas tun zu können, schenkt dem Kind Ruhe.

Und der letzte Atemzug?

So wie das Leben mit dem ersten Atemzug beginnt, so endet es mit dem letzten. Deshalb kommt der Atmung eine besondere Bedeutung zu, sie verbindet uns Menschen mit dem Irdischen.

Ein sterbender Mensch gibt oft rasselnde Atemgeräusche von sich. Das ist ganz natürlich und bedeutet nicht, dass die oder der Sterbende leidet.

Was Sie tun können

- Halten Sie die Brust des sterbenden Menschen warm, damit ihm das Loslassen leichter fällt.
- Sie können seine Füße mit Ihren Händen umschließen und so den Punkt stärken, von dem aus sich ein Mensch – aus anthroposophischer Sicht – von seinem Körper löst.
- **Bitte beachten:** Wenn Sie Abwehrreaktionen spüren, sollten Sie sich zurückziehen.
- Sie können etwas Rosenöl in ein Duftlämpchen geben, um die Ich-Kräfte zu stärken.

Tipps zur Behandlung von Atembeschwerden

Aufrichten und Raum schaffen

Im Liegen fällt das Atmen schwerer als in einer aufrechten Position. Deshalb ist Aufrichten eine Erleichterung. Wenn der Mensch, den Sie begleiten, nicht mehr selbst aufstehen und ans Fenster treten oder sich in einen Sessel in Fensternähe setzen kann, genügt auch eine aufrechte Position im Bett. Dazu stellen Sie das Kopfteil des Bettes hoch oder richten den Pflegebedürftigen mit Kissen hinter seinem Rücken auf. Verschaffen Sie ihm nun zusätzlich Luft, indem Sie seine Ellenbogen (bei gestreckten oder angewinkelten Armen) anheben und ein Kissen als Stütze darunter schieben. Die Atemmuskulatur gewinnt so mehr Raum und kann effektiver arbeiten.

Ein Duftlämpchen als schnelle Alternative

Wenn Sie keine Zeit für eine Einreibung haben oder der Mensch, den Sie pflegen, nicht berührt werden möchte, können Sie das Thymian- oder Eukalyptusöl auch in ein Duftlämpchen geben. Primavera hat eine große Auswahl an äthe-

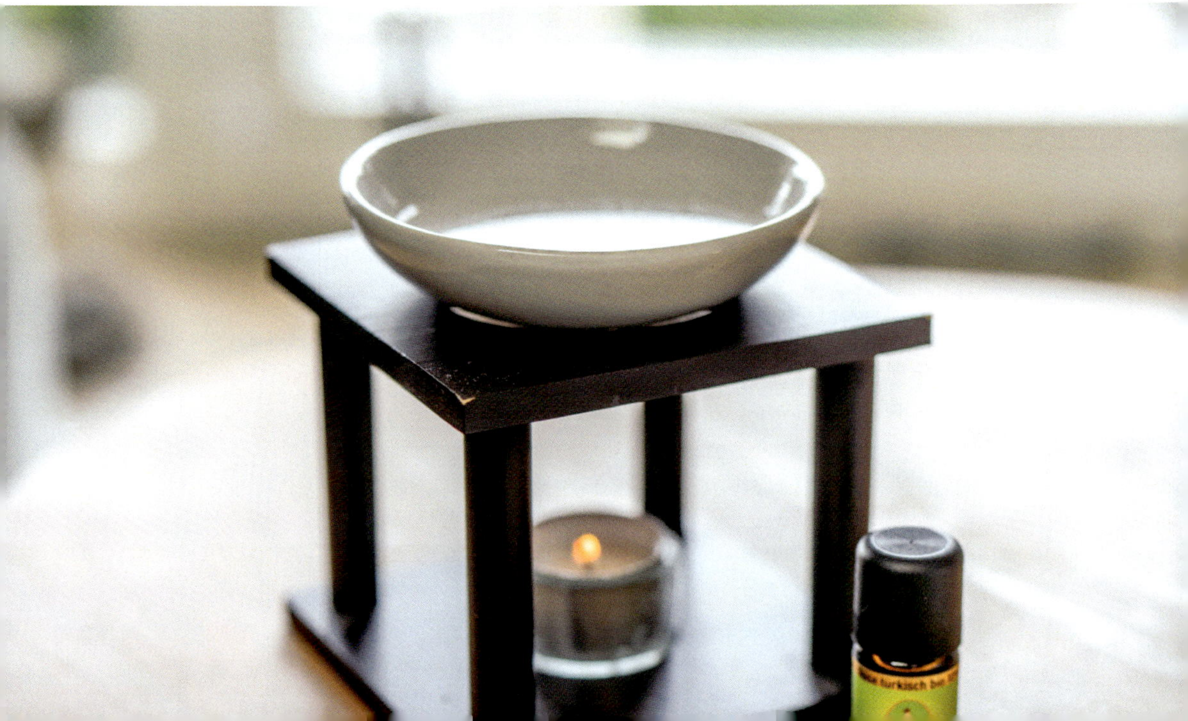

rischen Ölen. Vielleicht finden Sie ein Öl, das nicht nur zum Beschwerdebild, sondern auch zu den persönlichen Vorlieben der oder des Pflegebedürftigen passt. Über Düfte lassen sich Erinnerungen ansprechen, können schöne Bilder wachgerufen werden.

Wenn die Atembeschwerden allergisch bedingt sind

Auch bei pflegebedürftigen Menschen, die sich vorwiegend in ihrer Wohnung aufhalten, sind Allergien zu bedenken. Das wichtige Lüften sollte nur stoßweise und in den pollenärmeren Stunden des Tages erfolgen. Also in Städten am Morgen, auf dem Land gegen Abend und generell während oder unmittelbar nachdem es geregnet hat.

Angst/innere Unruhe

Innere Unruhe oder sogar Angstzustände werden Ihnen in der Begleitung eines Menschen am Ende seines Lebens nicht selten begegnen. Als Auslöser kommen körperliche Schmerzen oder Beschwerden, etwa eine unbequeme Liegeposition, Atemnot, Übelkeit, Harn- oder Stuhldrang in Betracht. Denken Sie aber auch an Albträume oder ein großes Gefühl der Unsicherheit. „Was kommt auf mich zu?“, ist eine Frage, die vermutlich nur wenige Menschen für sich beantworten können. Im letzten Lebensabschnitt fehlt oft jede Zukunftsvision. So kreisen die Gedanken um das Sterben und ein etwaiges Danach, was Unsicherheit auslösen kann.

Als beunruhigend können jetzt auch unerledigte Dinge empfunden werden: ein Testament, eine Aussprache, ein letztes Treffen mit der Familie, die eigene Beerdigung. Deshalb ist es wichtig, dass Sie diese schweren Themen nicht wegwischen, sondern zulassen. Auch wenn einem Menschen nicht mehr viel Zeit bleibt, kann es für ihn eine Perspektive geben – und somit Trost. Mit Perspektive meine ich in einer palliativen Situation: Wir machen morgen mit den Papieren weiter. Oder: Ich bleibe heute Nacht bei dir und schlafe im Nebenraum. Oder: Wir schauen uns am Wochenende zusammen das Hospiz an.

Fallbeispiel

Eine Frau, die ich auf der Palliativabteilung eines Krankenhauses gepflegt habe, wollte sich unbedingt alle Aufbahrungsräume anschauen, um sich ihren Raum auszusuchen. Ich habe ihr diesen Wunsch erfüllt. Die Sterbende konnte sich dadurch diese Situation vorstellen, hat ihr Ruhe geschenkt. Tatsächlich hat sich ihre Familie dort nach dem Tod von ihr verabschiedet.

Woran können Sie eine innere Unruhe oder Angst erkennen, wenn der pflegebedürftige Mensch sie nicht (mehr) mit Worten äußern kann? Es gibt einige Anzeichen, die auch für die terminale Phase/Unruhe während des Sterbeprozesses zutreffen können:

- fahrige Bewegungen der Arme oder Beine
- ein krampfhaftes Festhalten an anderen, z. B. an der Hand der pflegenden Person
- an der Bettdecke zupfen
- mit den Händen in die Luft greifen
- zittern oder schwitzen
- weite Pupillen

Auch wenn es in manchen Situationen notwendig ist, eine starke Unruhe mit Medikamenten zu behandeln, wird meist schon Ihre unaufdringliche Anwesenheit beruhigend wirken. Durch eine sanfte Berührung oder ein ruhiges Ansprechen machen Sie sich wohltuend bemerkbar.

Äußere Anwendungen bei innerer Unruhe und Angst:

Wenn es der pflegebedürftige bzw. sterbende Mensch zulässt, können Sie die Unruhezustände sehr gut mit äußeren Anwendungen lindern. Ich würde vor allem mit Auflagen, einem Handbad oder einem Sohlenabstrich arbeiten, also mit zarten, fast schwerelosen Angeboten. Drei Substanzen sind mir bei diesem Anwendungsgebiet besonders lieb und teuer: die Aurum comp. Salbe von der WALA, die Rose, der Lavendel, das Johanniskraut.

Kurz vorgestellt: Lavendel bei Angst und innerer Unruhe

Wie ein Meer aus blauen Blüten überzieht der Lavendel sonnige Hänge an den Küsten des Mittelmeers. Sein Name leitet sich vermutlich vom lateinischen lavare ab, das wir mit „waschen" übersetzen. Die Römer nutzten den duftenden Lavendel zum Räuchern, also zur Reinigung der Raumatmosphäre, zum Salben und Parfümieren. Lavendel verströmt einen beruhigenden Duft, der Sorgen und Nöte von der Seele abwäscht.

Ich nutze Lavendelöl, um das innere Gleichgewicht wiederherzustellen. Es bewährt sich bei Orientierungslosigkeit, Angst, Unruhe, seelischem Schmerz, Einschlafstörungen, kreisenden Gedanken. Der Lavendel wirkt sofort auf die Atmung und lässt die Luft wieder strömen. Soll Lavendel zur Entspannung der Muskulatur führen, können Sie Lavendelöl direkt in die Haut einreiben.

So sehr ich diese Heilpflanze schätze – ihr Duft spaltet die Menschheit. Entweder liebt man den Lavendel oder man kann ihn nicht riechen.

Tipps zur Behandlung von innerer Unruhe/Angst

Ein so genannter Sohlenabstrich

Mit einem Sohlenabstrich, das ist eine besondere Form der Fußeinreibung, können Sie einen pflegebedürftigen Menschen erden, ihn wieder ganz zu sich kommen lassen. Eine Anleitung finden Sie auf Seite 69. Als Substanz empfehle ich Lavendel-, Malven- oder Rosenöl. Die Rose ist meine Pflanze der Wahl in vielen palliativen Situationen.

Ein Herz-Salbenlappen mit Aurum comp. Salbe

Eine Salbenauflage ist auch bei unruhigen Menschen gut machbar. Auf Seite 63 finden Sie hierfür die Anleitung. Das besondere beim Herz-Salbenlappen ist die Wirksubstanz: die

WALA Aurum comp. Salbe. Sie enthält mit Myrrhe, Gold und Weihrauch drei kostbare Geschenke für Herz und Kreislauf. Diese Anwendung ist morgens und abends möglich und kann den ganzen Tag oder die ganze Nacht am Körper verbleiben.

Gold und Passionsblume

Gold gehört auch zu den Wirksubstanzen der Neurodoron Tabletten von Weleda, die das seelische und körperliche Gleichgewicht bei Stress und Erschöpfung stabilisieren. Wenn zu nervöser Unruhe und Reizbarkeit auch noch Schlafstörungen hinzukommen, sind Passiflora comp., Globuli velati ideal. Sie enthalten Passionsblume und Weißdorn als zentrale Wirksubstanzen. Auch das Bryophyllum-Pulver empfehle ich gern. Es bewährt sich, wenn eine innere Unruhe das Einschlafen erschwert.

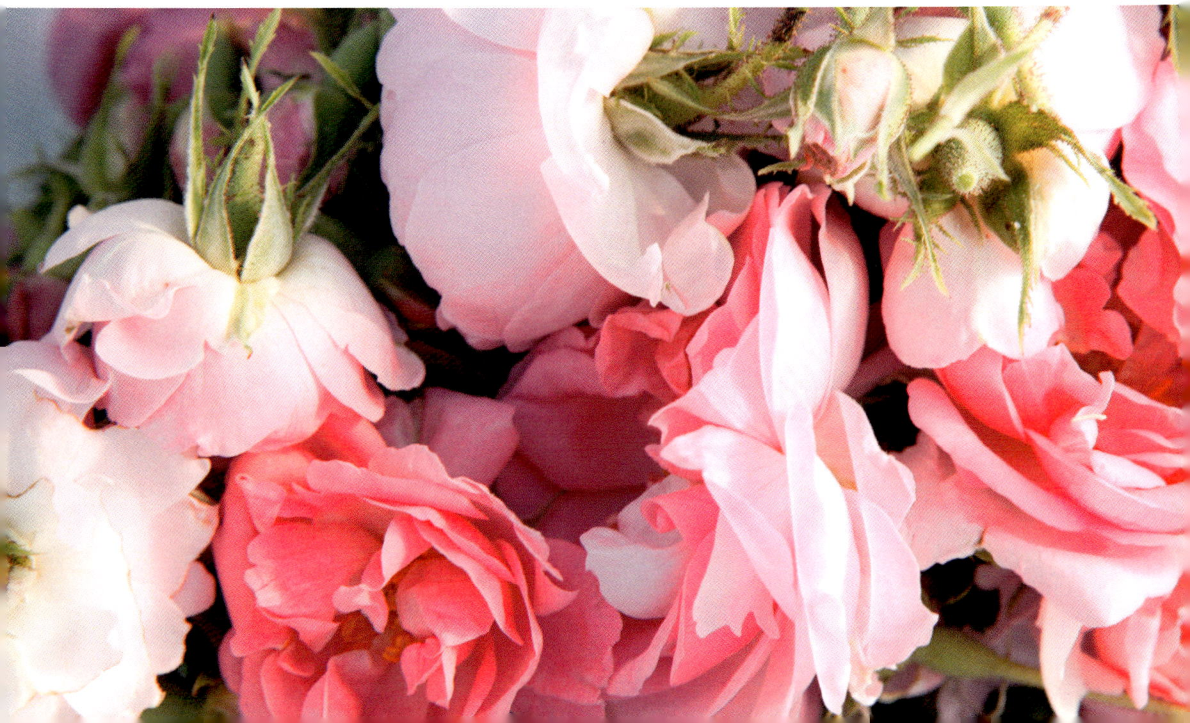

Halt geben

Einem Menschen, der im Bett sehr unruhig oder aggressiv ist, der vielleicht mit den Händen unsichtbare Fusseln zupft oder in die Luft greift, können Sie etwas zum Festhalten geben. Das kann ein Tuch sein, ein kleiner Handschmeichler oder ein Stofftier.

Kalte Arme und Beine

Manche Menschen neigen zeitlebens zu kalten Händen und Füßen. Aber auch Pflegebedürftige, die sich kaum noch selbst bewegen oder ganz bettlägerig sind, haben kalte Extremitäten, weil die Blutzirkulation sozusagen auf Sparflamme läuft. Tritt die finale Sterbephase ein, sind kalte Hände und Füße oftmals eine typische Begleiterscheinung. Warum?

Solange wir im Leben stehen, sind wir in Bewegung und rundum warm. Beim Sterben zentriert sich der Wärmeorganismus, so dass die Hände und Füße als Außenposten nicht mehr von Wärme durchströmt werden. So wie Vitalität und Wärme zusammengehören, finden sich Sterben und Kälte. Aber: Bis es soweit ist, bis sich die Kälte im Körper breit macht, braucht ein Mensch zweierlei Wärme, um sterben zu können. Er braucht körperliche Wärme, um mit dem Leben abzuschließen und den Sterbeprozess anzustoßen. Und er braucht seelische Wärme, um loslassen zu können.

Vor der endgültigen Kälte, die der Tod mit sich bringt, braucht es Wärme für den Prozess des Sterbens.

Für Sie als Begleitperson bedeutet das eine besonders achtsame Zuwendung und Zeit für die oder den Sterbenden. Es ist jetzt wichtiger, sich ans Bett zu setzen als die Küche aufzuräumen. Oder sich still im Hintergrund zu halten, als Telefongespräche zu führen.

Es nützt nichts, wenn ich in einem warmen Raum liege, aber ohne Seelenwärme gepflegt werde.

Selbstverständlich können Sie mit äußeren Anwendungen für zusätzliche Wärme sorgen.

Äußere Anwendungen bei kalten Armen und Füßen

Außer Einreibungen, Hand- und Fußbädern, die in jeder Lebensphase Wärme und den Impuls der von Ihnen gewählten Substanz spenden, sind bei Sterbenden vor allem Anwendungen an den Füßen sinnvoll, weil das Sterben an den Füßen beginnt.

Außerdem können Sie mit äußeren Anwendungen einen Menschen zurück in sein Gleichgewicht bringen. Das Gefühl, ganz bei sich zu sein, braucht man auch in der letzten Lebensphase.

Ich bin ich.

Die berühmte Zeichnung von Leonardo da Vinci zeigt einen aufrechtstehenden Menschen. Er ist ganz zentriert und ruht in seinem Gleichgewicht, weil er mit den Händen die Welt ergreifen kann und mit den Füßen auf dem Boden der Tatsachen steht. So erlebt sich der Mensch als ganz: Es gibt für ihn ein Vorne, Hinten, Rechts, Links, Oben und Unten. Wenn Sie seinen Kopf mit den Händen und Füßen verbinden, ergibt sich ein Fünfstern.

Leonardos Zeichnung ist eine Studie des menschlichen Körpers und seiner Proportionen. Sie ist aber auch eine Referenz an die Natur, in der sich die Fünfheit in den Zehen und Fingern und der Fünfstern im Kerngehäuse eines Apfels oder in der Blüte einer Rose zeigen.

Ein Hand- oder Fußbad, vielleicht mit Rosen- oder Malvenöl, setzt diese Idee in eine äußere Anwendung um und kann einen Menschen physisch und seelisch zentrieren. Er erlebt: „Ich bin ich."

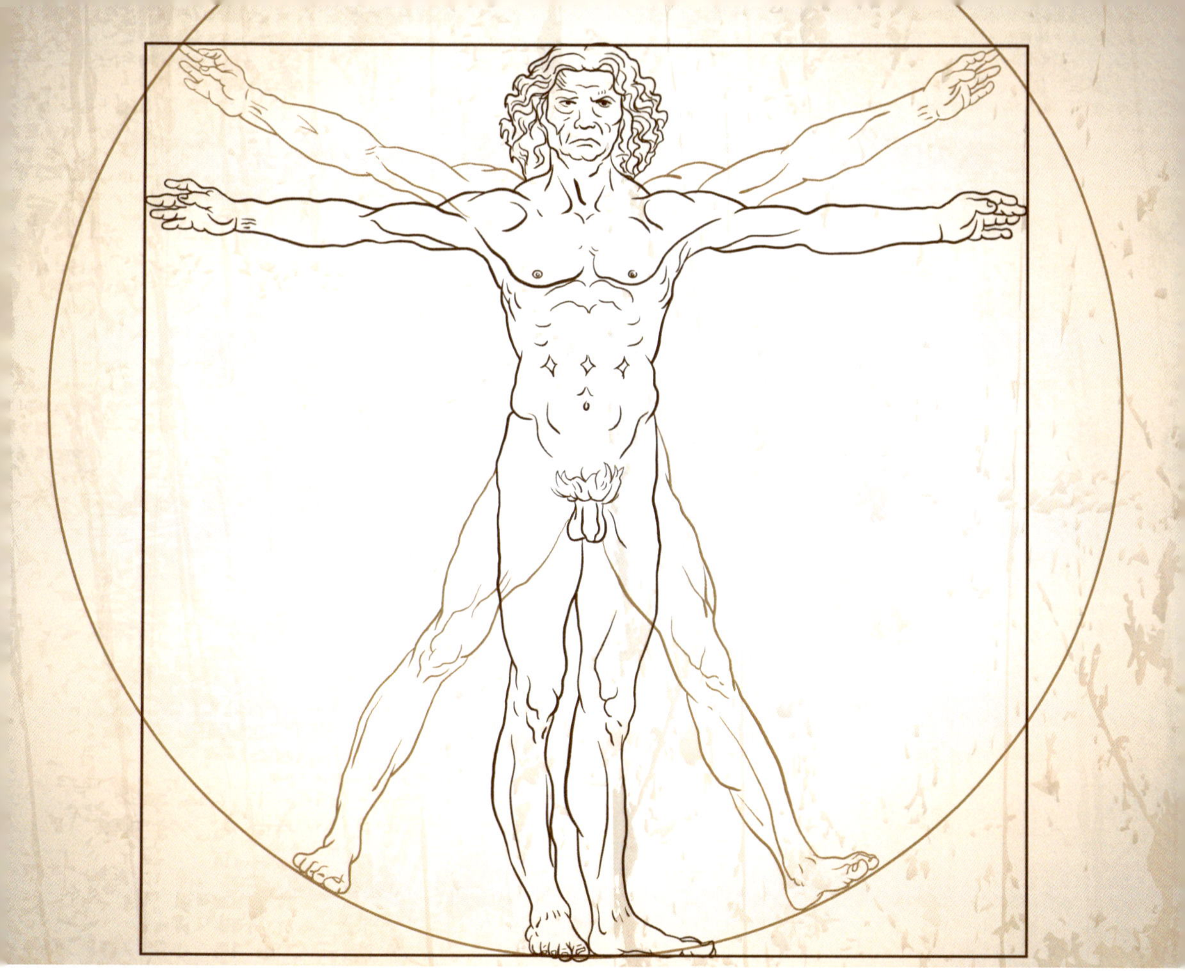

Tipps für die Behandlung von kalten Extremitäten:

Gut umhüllen

Achten Sie darauf, dass ein pflegebedürftiger Mensch mit kalten Händen oder Füßen warm genug angezogen oder zugedeckt ist. Es geht mir hierbei zum einen um den Schnitt der Kleidung, die nicht einengen, den Körper aber dennoch begrenzen sollte. Vor allem aber ist mir der Hinweis auf die Materialien wichtig: Damit die Haut atmen kann und sich unter der Wärmehülle kein kalter Schweiß bildet, rate ich zu Naturmaterialen, also zu Wolle, Seide, Leinen, Baumwolle. Auch im Sommer, wenn Ihnen selbst warm ist, genießt ein leicht frierender Mensch ein luftiges Leinen- oder Seidentuch als Decke.

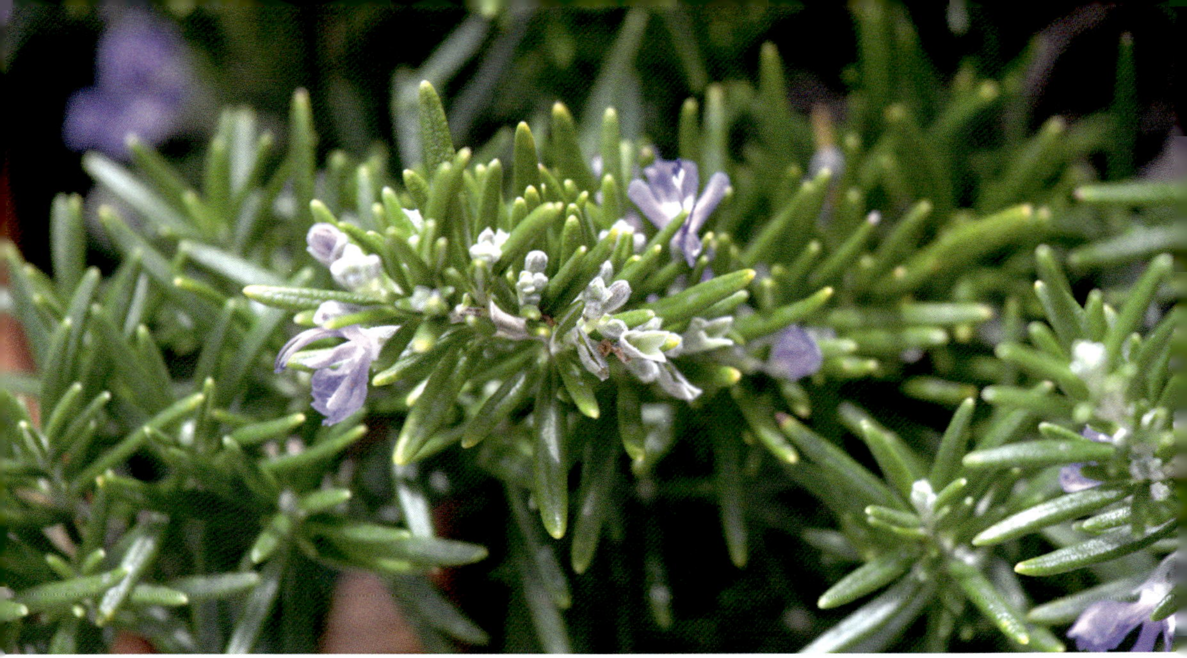

Eine Hand- oder Fußeinreibung

Wenn Sie kalte Hände oder Füße mit einer hochwertigen Creme einreiben, verbinden Sie Hautpflege und eine durchwärmende Anwendung. Ich persönlich mag die Sanddorn Creme von Tautropfen, Skin Food von Weleda und die Handcreme von Dr. Hauschka sehr gern. Mehr zu Einreibungen ab Seite 64.

Ein Hand- oder Fußbad

Es ist eine Wohltat, kalte Hände oder Füße in warmes Wasser zu tauchen. Dazu der Duft von Rose oder Rosmarin. Bitte verwenden Sie Rosmarinöl wegen seiner anregenden Wirkung aber nur am Morgen. Eine Anleitung für Hand- und Fußbäder finden Sie auf Seite 45.

Ein Gelenkwickel mit Rosmarinöl

Diesen Wickel können Sie sowohl an den Händen als auch an den Füßen anwenden – nur bitte nie Hände und Füße gleichzeitig behandeln. Orientieren Sie sich an der Grundanleitung auf Seite 64. Das Wickeltuch darf klein sein und kann mit einem Pflaster befestigt werden. Den Gelenkwickel nach 15 Minuten abnehmen oder tagsüber am Körper belassen und nachmittags entfernen. Bitte bedenken Sie: Rosmarin kann ansonsten das Einschlafen am Abend erschweren.

Kurz vorgestellt: Rosmarin bei kalten Extremitäten

Mönche haben den Rosmarin vor knapp 2000 Jahren aus dem Mittelmeerraum über die Alpen bis nach Nordeuropa gebracht. Seither verströmt er auch in unseren Breiten seinen intensiven Duft. Dafür verantwortlich sind ätherische Öle, die beim Rosmarin nicht etwa in den Blüten, sondern in den nadelförmigen Blättern gebildet werden. Und noch etwas hat der Rosmarin im Gepäck: Die intensive Sonne seiner mediterranen Heimat. So kann er einen Menschen seelisch und körperlich durchwärmen und anregen.

Bei Einreibungen mit Rosmarinöl beobachte ich immer wieder, dass die Behandelten plötzlich im Hier und Jetzt sind, wie aufgeweckt. Nach der Ruhephase fühlen sich ihre Hände und Füße warm, beweglich und dem ganzen Körper zugehörig an. Auch das Herz kann der Rosmarin erwärmen und Schweres ins Leichte bringen. Ich schätze diese Heilpflanze wegen ihrer großen Vielseitigkeit:

Ist der Blutdruck zu niedrig – Rosmarin. Ist jemand seelisch niedergeschlagen – Rosmarin. Hat sich Wasser im Gewebe gestaut (Ödeme) – Rosmarin.

Fallbespiel

Eine Patientin um die Vierzig vertreibt sich auf einer onkologischen Station die Zeit mit Stricken. Erst strickt sie die Socken und Pulswärmer nur für sich, dann auch für alle anderen. Sie tut es nicht aus Langeweile, sondern erwärmt sich seelisch.

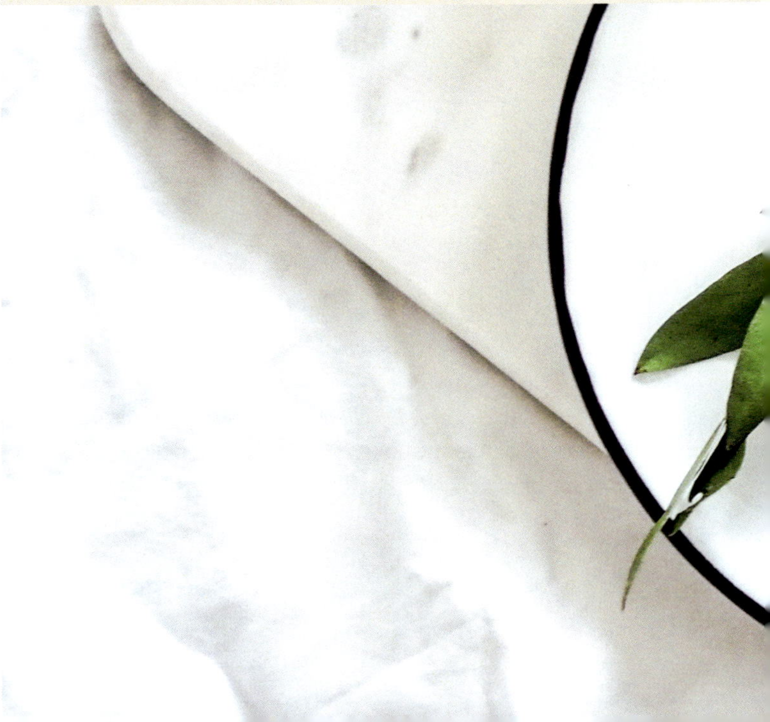

Kapitel 5

Pflegen Sie auch sich selbst

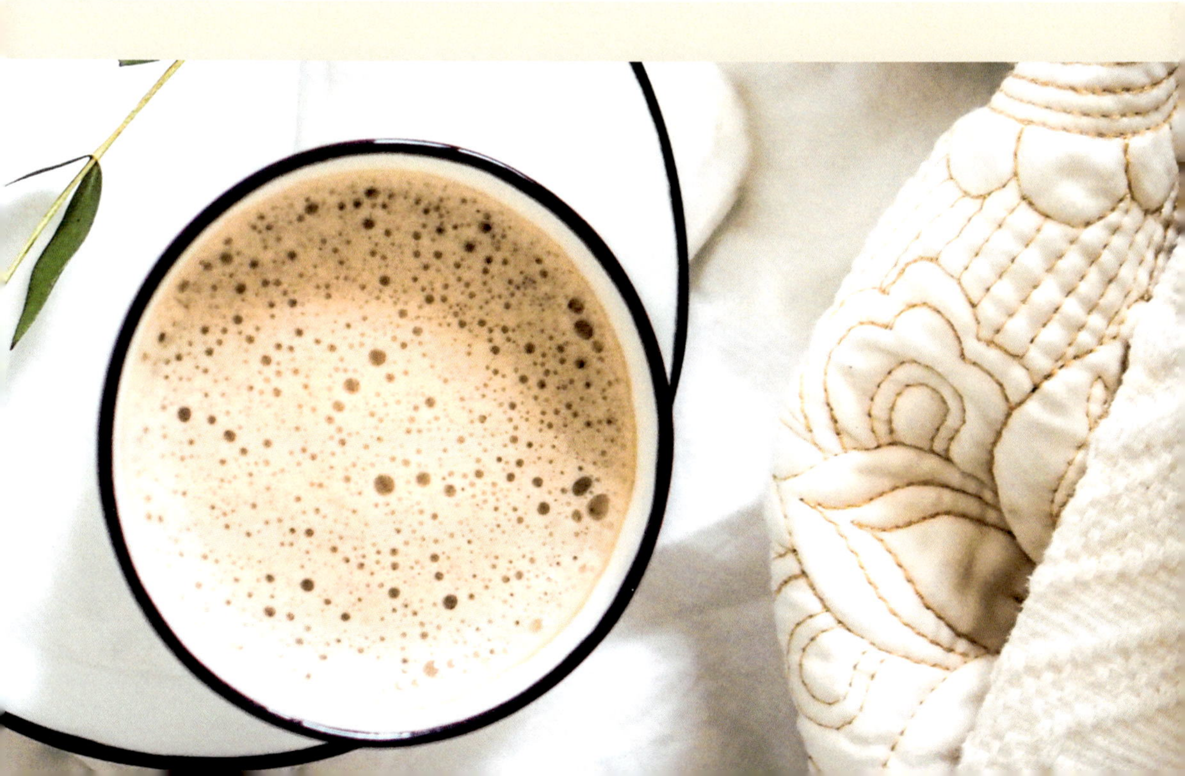

In diesem Kapitel:
- *Bedeutung der Selbstpflege*
- *wie sie gelingt*

Pflegen Sie auch sich selbst

Anregungen und Tipps

Es kostet viel Kraft, nicht nur das eigene Leben zu leben, sondern auch für andere da zu sein, sie im Leben und Sterben zu begleiten. Deshalb ist es äußerst wichtig, dass Sie auch an sich selbst denken, um Ihre eigene Gesundheit zu erhalten. Machen Sie Pausen und Ferien, pflegen Sie Hobbys und Freunde/Freundinnen, organisieren Sie sich Entlastung, vertrauen Sie Ihre Sorgen anderen an, definieren Sie Ihre persönlichen Grenzen des Machbaren – und verwöhnen Sie sich selbst.

So kann Selbstpflege gelingen

Pflegende Hände pflegen

Pflegende Hände werden durch häufiges Waschen oder den Umgang mit Desinfektionsmitteln stark beansprucht. Auch sie brauchen Pflege. Ich schwöre auf die Handcremes von Dr. Hauschka oder Weleda, die sich für eine entspannende Handmaske eignen: Einfach eine doppelte Menge Handcreme auftragen, die Hände mit einem warmen Handtuch bedecken und die Maske für fünf bis acht Minuten einwirken lassen.

Die Nerven stärken

Hier empfehle ich gerne die Neurodoron-Tabletten oder das Sanddorn-Elixier von Weleda sowie zwei WALA Arzneimittel: Die Nerven- und Aufbaunahrung und die Aurum/Apis regina comp., Globuli velati, die mit gleich drei lichtstarken Substanzen Helligkeit in die Seele bringen.

Energie empfangen

Levico comp., Globuli velati, sie enthalten u. a. das Heilwasser aus Levico Terme, das gerne bei Erschöpfung, chronischer Müdigkeit und Depression eingesetzt wird. In Form dieser Kügelchen haben Sie sozusagen eine Heilquelle in der Tasche, die Sie jederzeit mit neuer Energie versorgt.

Auch in der Natur können Sie auftanken: Wenn der Blick bis zum Horizont wandern darf, wenn es nach Blüten oder regenfeuchtem Boden duftet, wenn Vögel singen oder ein Fluss rauscht. Verordnen Sie sich selbst regelmäßige Spaziergänge und erledigen Sie dabei bitte keine Telefonate, sondern verbinden Sie sich für einen Moment mit der Natur.

Im Rhythmus bleiben

Versuchen Sie, sich nicht fremdbestimmen zu lassen. Nicht alle Wünsche müssen bis zum nächsten Besuch erfüllt, nicht alle Briefe sofort beantwortet werden. Wenn Sie in Ihrem Rhythmus bleiben, haben Sie mehr Kraft und bessere Laune.

Die Füße baden

Am Abend hilft Ihnen ein Fußbad, die vielen Anforderungen des Tages ziehen zu lassen und wieder zu sich zu kommen. Das warme Wasser entspannt, ein Heilpflanzen-Zusatz verleiht dem Bad einen wohltuenden Aspekt. Rose zum Beispiel umhüllt, Johanniskraut hellt auf, Schlehe aktiviert die Lebenskräfte am Abend. Wählen Sie ein Öl, das zu Ihrer Stimmung passt, und bereiten Sie aus 1 EL Öl und 2 EL Milch Ihre individuelle Bade-Emulsion. Die Eigenschaften verschiedener Wirksubstanzen finden Sie auf Seite 38/39.

Sich informieren und austauschen

Pflegegrade, Pflegezeiten, bezahlte Leistungen und kostenlose Kurse – zu wissen, was ansteht und was Ihnen zusteht, kann sehr entlastend sein. Deshalb empfehle ich Ihnen, sich zu in-

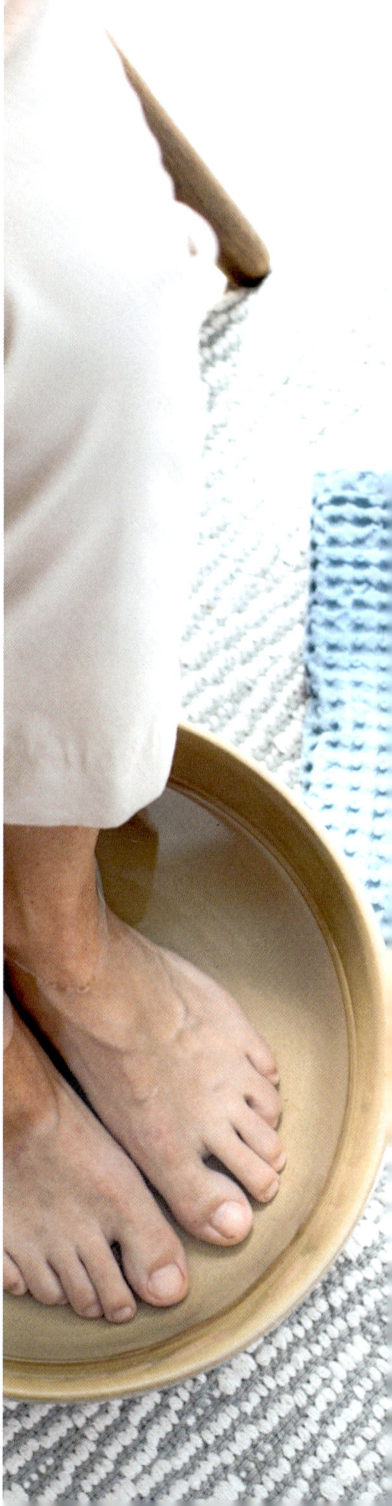

formieren und vielleicht auch mit anderen pflegenden Angehörigen auszutauschen. Ihr Arbeitgeber, die Krankenkasse, Pflegedienste, aber auch die Verbraucherzentrale oder Selbsthilfegruppen sind gute Anlaufstellen.

Freiräume organisieren

Sie müssen nicht alles selbst machen! Organisieren Sie sich Freiräume und Entlastung. Damit meine ich nicht nur einen ambulanten Pflegedienst oder Mittagstisch, sondern auch unantastbare freie Tage und Urlaubszeiten. Vielleicht setzen Sie sich mit Ihrer Familie, Freunden/Freundinnen oder Nachbarn/Nachbarinnen zusammen und halten fest, wer wann Urlaub machen möchte. Alle Beteiligten können sich dann darauf einstellen. Wenn Sie allein für einen pflegebedürftigen Menschen zuständig sind, kann Ihnen eine bezuschusste Kurzzeitpflege in einer Pflegeeinrichtung eine Atempause verschaffen. Auch eine Idee: Sich von Ihren Kindern oder anderen Menschen, die nicht so stark in die alltägliche Pflege eingebunden sind, hin und wieder ein freies Wochenende schenken lassen.

Grenzen definieren

Bevor Sie sich umfassend um einen anderen Menschen kümmern – und allerspätestens, wenn Sie sich wie in einem Hamsterrad fühlen – sollten Sie innehalten und Ihre persönlichen Grenzen definieren. Fragen Sie sich, was Sie leisten können und möchten. Mögliche Antworten könnten sein:

- Ich kann jedes zweite Wochenende investieren.
- Ich lasse mich drei Monate von meiner Arbeit freistellen.
- Ich reduziere meine Arbeitszeit, um einen Angehörigen zu pflegen.
- Ich nehme meinen Angehörigen bei mir zu Hause auf, habe aber an meinen Arbeitstagen eine Tagespflege organisiert.
- Ich notiere meine ganz persönlichen Bis-hierhin-und-nicht-weiter-Kriterien und weiß, wann es zu Hause nicht mehr geht.

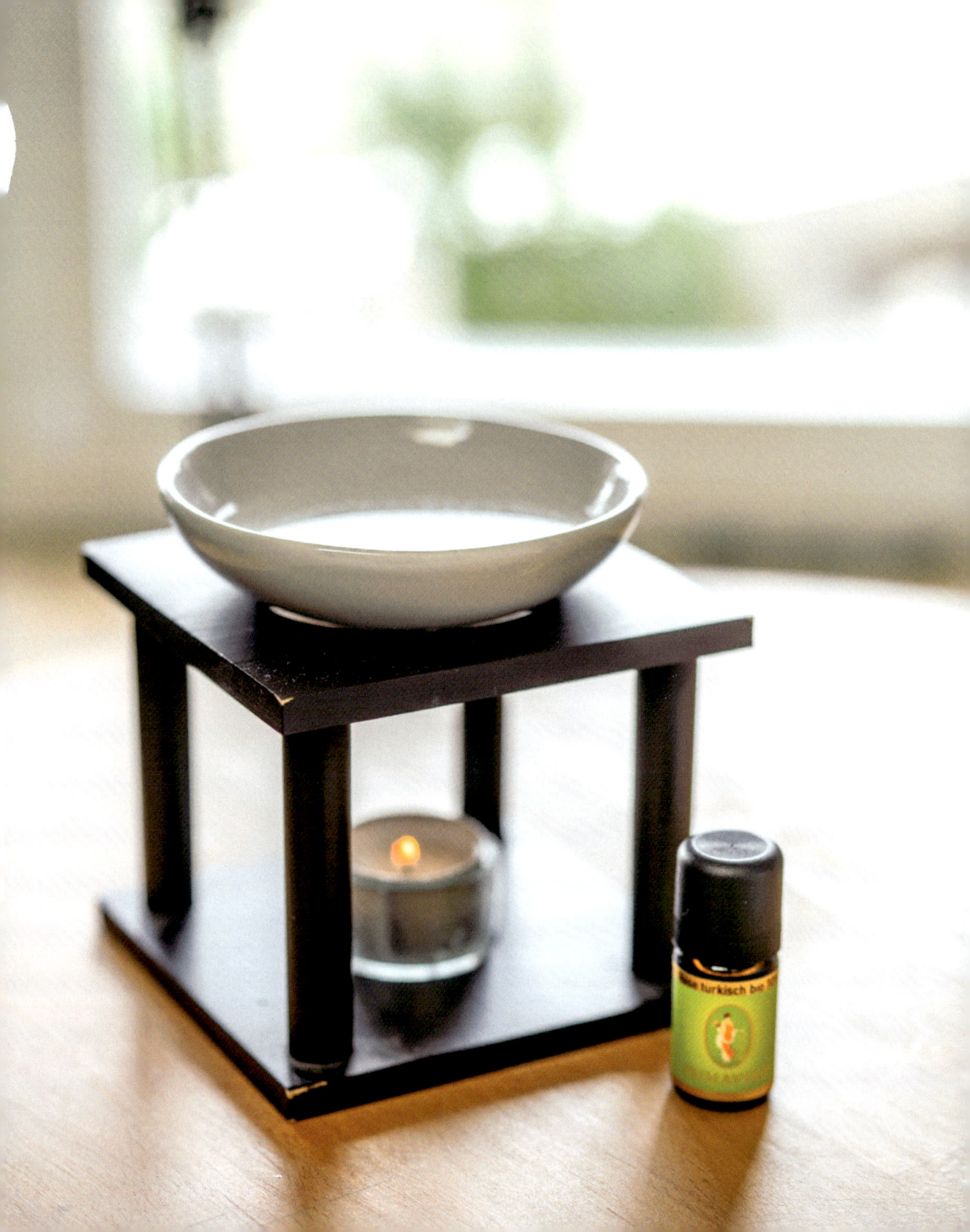
türkisch bio

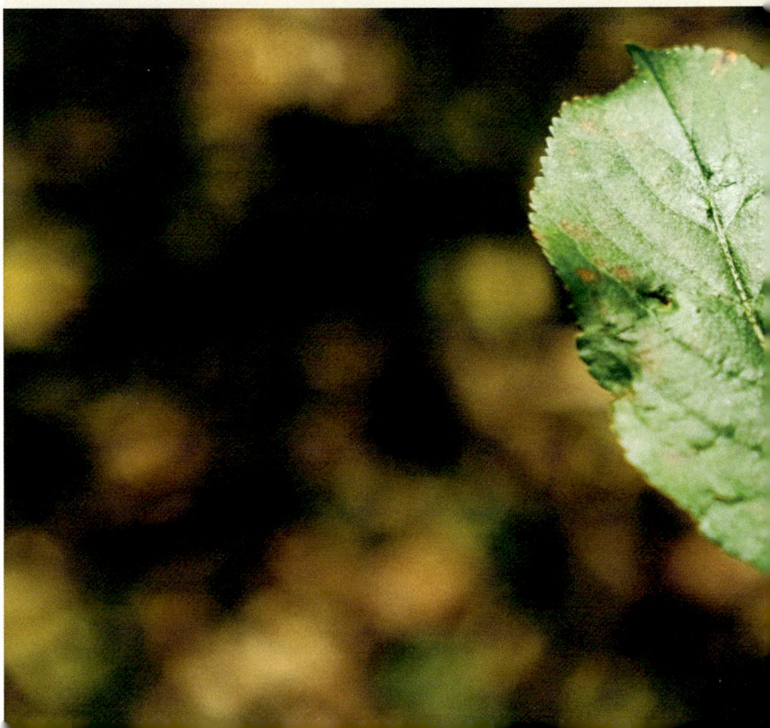

Kapitel 6

Ausklang

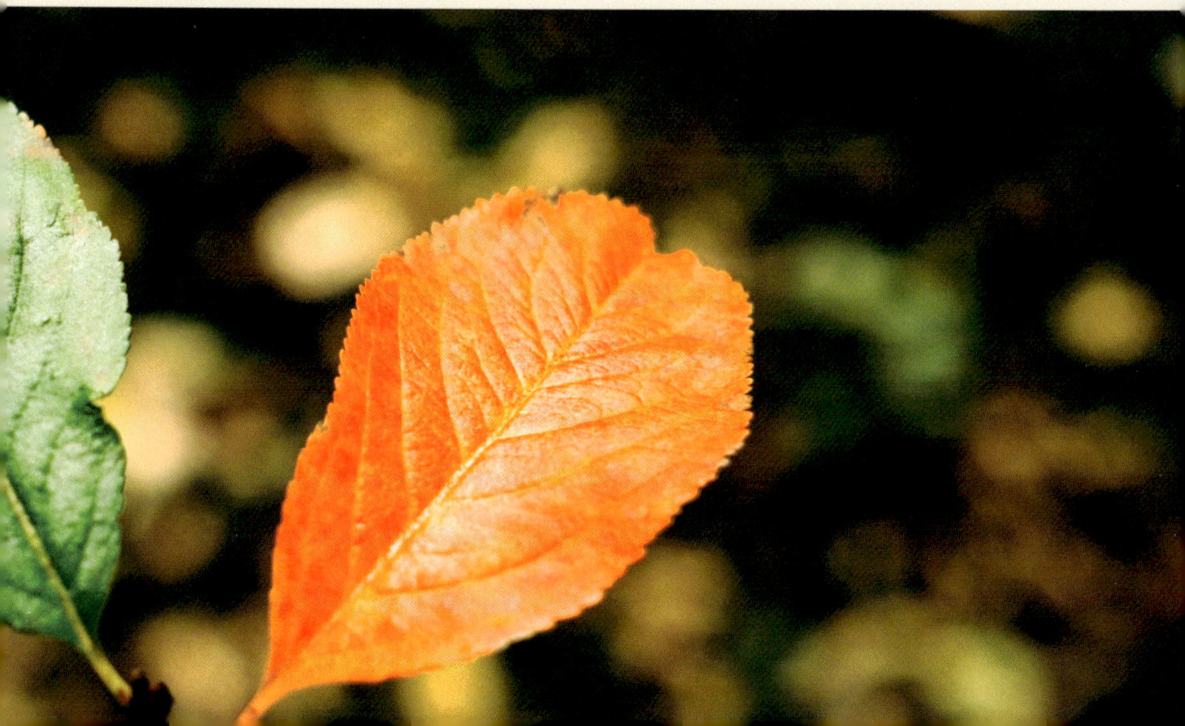

In diesem Kapitel:
- *Kurzvorstellung Gerda Zölle*
- *weiterführende Angebote*
- *Inspiration*

Ausklang

Zur Autorin

Ich bin gelernte Altenpflegerin mit Zusatzausbildungen in Palliative Care und Bobath sowie Lehrerin für Pflegeberufe und Expertin für Anthroposophische Pflege (IFAN). Inzwischen bin ich seit mehr als 30 Jahren in meinem Beruf tätig – und das nach wie vor mit Begeisterung für mein Handwerk.

Es war mir immer wichtig, möglichst viele Facetten der Pflege kennenzulernen. So habe ich in Altenheimen, Krankenhäusern, heilpädagogischen Einrichtungen, Reha-Zentren, Hospizen und in der häuslichen Pflege gearbeitet bzw. tue es bis heute. Für die WALA Arzneimittel habe ich die Fachberatung Pflegeberufe aufgebaut. Ich berate und schule Fachkräfte, den pflegerischen Nachwuchs und interessierte Laien.

Durch meine persönlichen Erfahrungen sind mir die Produkte der WALA besonders vertraut. Ich empfehle sie aus Überzeugung, setze aber ebenfalls gerne Produkte von WELEDA oder Primavera ein. In meinem Buch beschränke ich mich auf diese drei Hersteller – exemplarisch für weitere kleine und größere Anbieter natürlich wirksamer Heilmittel.

Ich hoffe, ich kann auch Sie mit diesem Buch unterstützen.
Ihre Gerda Zölle

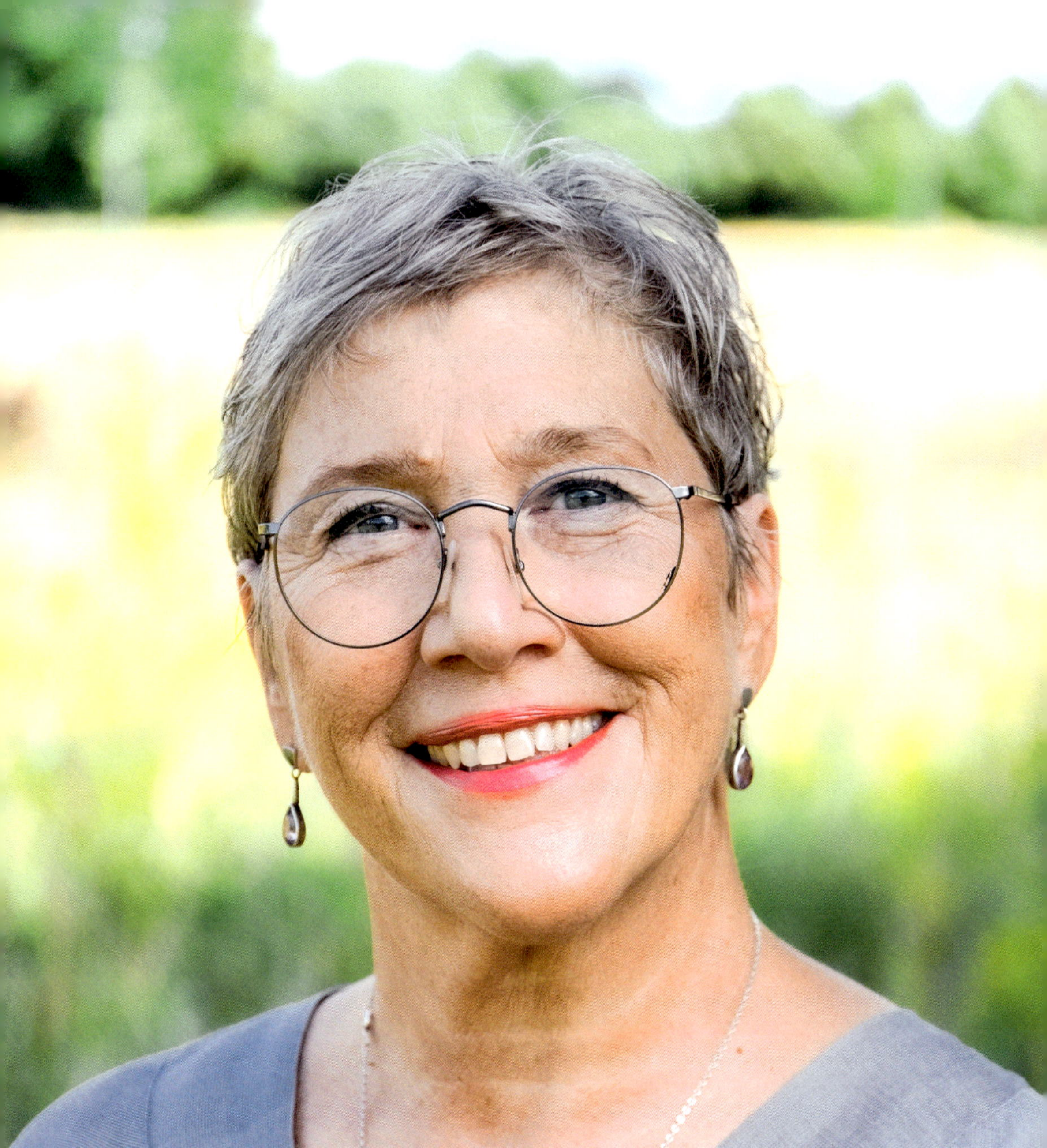

Auf den nächsten Seiten finden Sie Adressen und Bücher, die für Sie interessant sein könnten.

Weiterführende Angebote

Es ist nur eine sehr kleine Auswahl, die ich Ihnen hier zusammenstelle, denn ich möchte Sie mit meinen Empfehlungen nicht erschlagen, sondern Ihnen Lust machen, sich weiter zu informieren oder inspirieren zu lassen.

Literatur

Birgit Bahlmann: Häusliche Pflege
können Sie beim Salumed Verlag kostenlos herunterladen

Iris Paxino: Brücken zwischen Leben und Tod, Begegnung mit Verstorbenen, erschienen im Verlag Freies Geistesleben

Annegret Sonn: Wickel und Auflagen, erschienen im Thieme Verlag

Informationen im Netz

www.bmg.bund.de: auf der Website des Bundesgesundheitsministeriums finden Sie ein umfangreiches A bis Z (im Service-Bereich) und unter „P" zum Beispiel die Adressen von Pflegestützpunkten in Ihrer Nähe

www.gesundheit-aktiv.de: hier stellt sich ein unabhängiger gemeinnütziger Bürger- und Patientenverband vor – er engagiert sich für ein patientenorientiertes Gesundheitswesen

www.dhpv.de: ist die Adresse des Deutschen Hospiz- und PalliativVerbandes, wo Sie einen guten Überblick bekommen und auch mehr über die Spezialisierte Ambulante Palliativ-Versorgung (SAPV) erfahren

Weiterbildungsangebote

www.vfap.de
Verband für Anthroposophische Pflege e. V.

www.dgpalliativmedizin.de
Deutsche Gesellschaft für Palliativmedizin e. V.

www.wickel.biz
Linum e. V. Wickelfachausbildung

Hersteller

www.weleda.de

www.wala.de

www.primavera.de

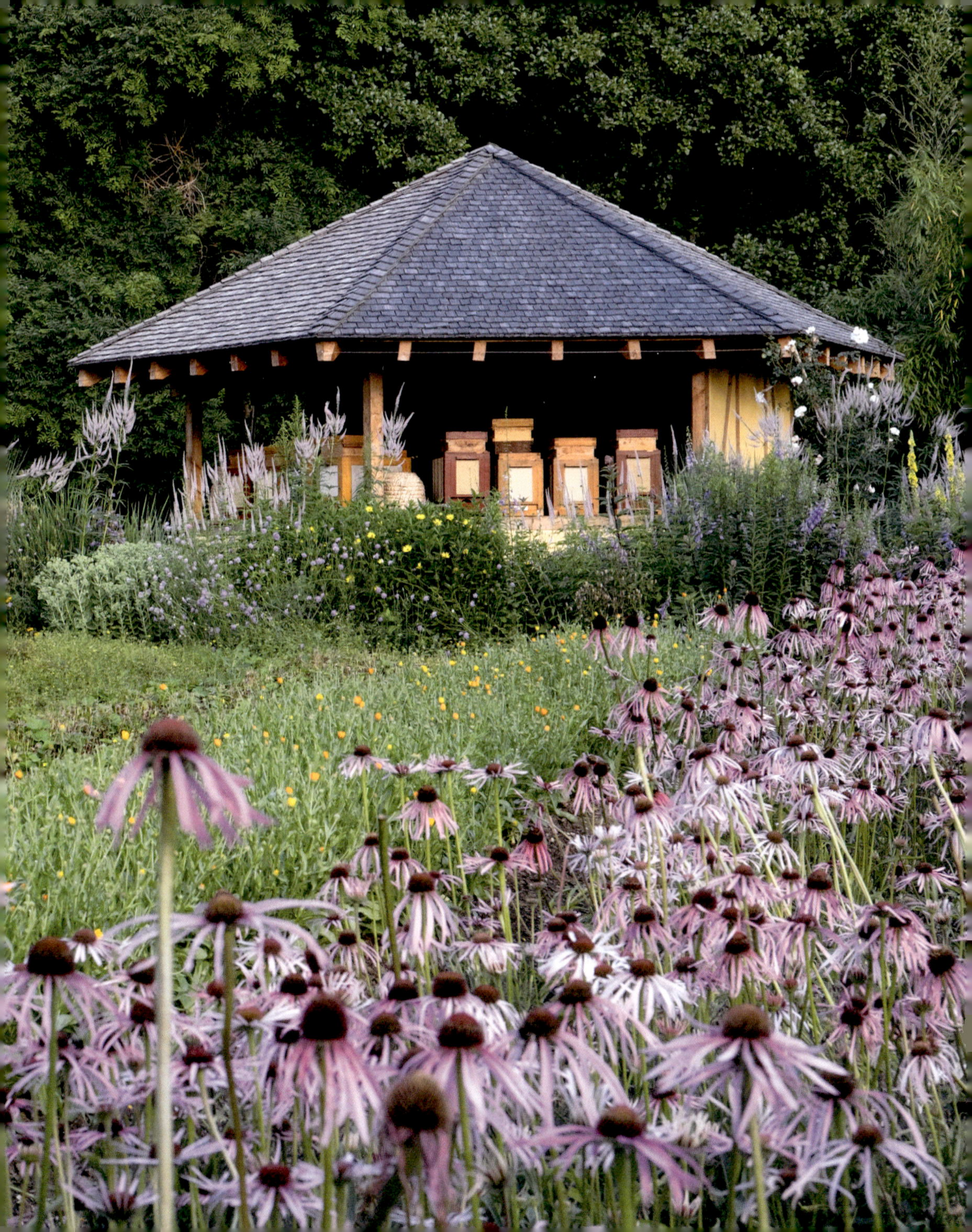

Schöne Worte, inspirierende Gedanken

Nicht müde werden,
sondern dem Wunder leise
wie einem Vogel
die Hand hinhalten.
Hilde Domin

Niemand weiß
wie sich alles verhält
aber man ahnt den
Zusammenhang

Mit geschlossenen Lippen
einen Engel sprechen

Er hütet
das All
Rose Ausländer

Vor einem eignen Tod ist mir nicht bang,
Nur vor dem Tode derer, die mir nahe sind.
Wie soll ich leben, wenn sie nicht mehr da sind?
…

Bedenkt: den eignen Tod, den stirbt man nur,
Doch mit dem Tod der andern muss man leben.
Masha Kaléko

... und meine Seele spannte weit ihre Flügel aus,
flog durch die stillen Lande,
als flöge sie nach Haus.
Joseph von Eichendorff

Der Herr ist mein Hirte, nichts wird mir fehlen.
Psalm 23

Ich habe keine Angst vor dem Sterben, ich möchte einfach nicht dabei sein, wenn es passiert.
Woody Allen

Er wird alle Tränen von ihren Augen abwischen: Der Tod wird nicht mehr sein, keine Trauer, keine Klage, keine Mühsal. Denn was früher war, ist vergangen.
Offenbarung, 21:4

Wenn uns das Leben gefällt, darf uns der Tod nicht abstoßen, denn er kommt aus der Hand des gleichen Meisters.
Michelangelo

Was die Raupe das Ende der Welt nennt, nennt der Rest der Welt den Schmetterling.
Laotse

Ich habe gute Gründe anzunehmen,
daß die Dinge mit dem Tod
nicht zu Ende sind.
C.G. Jung

Mein Leben war ein Auf-dem-Seile-Schweben.
Doch war es um zwei Pfähle fest gespannt.
Nun aber ist das starke Seil gerissen:
Und meine Brücke ragt ins Niemandsland.

Und dennoch tanz ich und will gar nichts wissen,
Teils aus Gewohnheit, teils aus stolzem Zorn.
Die Menge starrt gebannt und hingerissen.
Doch gnade Gott mir, blicke ich nach vorn.
Masha Kaléko

Und Wiesen gibt es noch
und Bäume und
Sonnenuntergänge
und
Meer
und Sterne
und das Wort
das Lied
und Menschen
und
Rose Ausländer

Wir werden uns wiederfinden
im See
du als Wasser
ich als Lotusblume

Du wirst mich tragen
ich werde dich trinken

Wir werden uns angehören
vor allen Augen

Sogar die Sterne
werden sich wundern:
hier haben sich Zwei
zurückverwandelt
in ihren Traum
der sie erwählte
Rose Ausländer

Impressum

Gerda Zölle
Äußere Anwendungen
© der hospiz verlag, 2021
ISBN: 978-3-946527-39-8

Dieses Werk, einschließlich aller seiner Teile, ist durch das Urheberrecht geschützt. Jede Verwertung außerhalb der engen Grenzen des Urheberrechtes ist ohne schriftliche Zustimmung des Verlages Unterrichtszwecken, Übersetzungen sowie Einspeicherungen und Verarbeitung in elektronischen Systemen.

Kreativdirektion: Maria Mosesku | meetme@lagrafiosa.de
Druck in Europa: MCP, Polen
www.hospiz-verlag.de

Bildnachweis

Titelbild, Seite 1, 28, 33, 37, 40, 47, 49, 50, 55, 58, 60, 62, 64, 65, 68, 70, 85, 90: © WALA Heilmittel GmbH
Seite 4: © Karin Caro
Seite 6, 7, 18, 19, 73, 88, 98: © Arne Schneider
Seite 8, 9, 111: © Kerstin Braun
Seite: 14: © culture-images
Seite 17: © Susanne Kraus
Seite 22: © akg-images.de
Seite 25, 36, 43, 44, 68, 69, 74: © Jigal Fichtner
Seite 26, 27, 83, 95, 105,: © shutterstock.com
Seite 38, 39, 97: © freepik.com
Seite 52, 53: © Sam Mardini, Orestis Chatzitheodorou
Seite 78,101: © unsplash.com
Seite 80, 86: © Anne Mikus
Seite 94: © Deniz Saylan
Seite 106, 109: © Florian Siedl
Seite 103: © Melanie Maerz

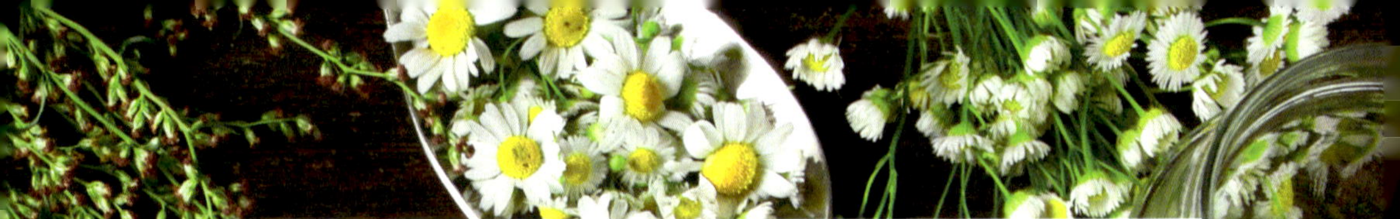

Natürliche Substanzen, ihr Wesen und beispielhafte Anwendungsgebiete

PFLANZE	WIRKUNG	ANWENDUNG
MALVE **Alcea rosea**	hat eine zentrierende Wirkung, macht Mut, grenzt ab	Stress, Erschöpfung, seelische Belastung
MELISSE **Melissa officinalis**	wie eine zarte Berührung, schenkt Entspannung und Ruhe	Bauchkrämpfe, Meteorismus, nervöse Darmbeschwerden
RINGELBLUME **Calendula officinalis**	besitzt eine intensive innere Wärme, wirkt dadurch entzündungshemmend und desinfizierend	eitrige Wunden, Druckgeschwür (Dekubitus), offene Hautzustände
ROSE **Rosa e floribus**	bringt in die Leichtigkeit, ist ein Entscheidungsbringer, umhüllt	seelische Krise, allgemeine Schwäche, palliative Situation
ROSMARIN **Rosmarinus officinalis**	wirkt physisch und seelisch anregend, schenkt Energie und durchwärmt	kalte Extremitäten, niedriger Blutdruck, seelische Kälte
SAUERKLEE **Oxalis acetosella**	durchlichtet, bewegt und erwärmt seelisch und physisch	Schock, Blähungen, Diarrhoe (Durchfall)
SCHLEHE **Prunus spinosa**	ist wie eine seelische Vitaminspritze, stärkt die Lebenskräfte, fördert die seelische und physische Spannkraft	Erschöpfung, Rekonvaleszenz
ZITRONE **Citrus limon**	zentriert seelisch und geistig, stärkt, leitet Wärme ab, erfrischt	Fieber, starke Sinneseindrücke, Hysterie, seelische Erschöpfung

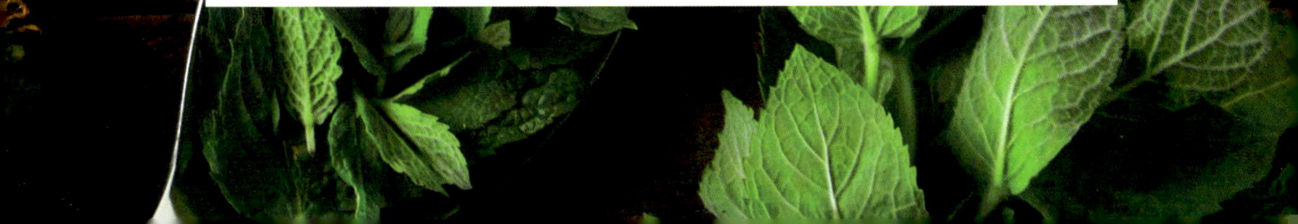

Natürliche Substanzen, ihr Wesen und beispielhafte Anwendungsgebiete

PFLANZE	WIRKUNG	ANWENDUNG
EISENHUT **Aconitum napellus**	beruhigt den Schmerz, gibt Wärme und Entspannung	Bewegung- und Liegeschmerz, Verspannung der Muskulatur, Kontrakturen
ACKERSCHACHTELHALM **Equisetum arvense**	hat Aufrichtekräfte, gibt Struktur und Gerüst durch die reichhaltigen Mineralstoffe	Hautirritationen, Juckreiz, entzündliche Gelenkserkrankungen
ARNIKA **Arnika montana**	bringt Gestautes in Fluss, trägt viele Sonnenkräfte in sich und schenkt Licht	physisches Trauma: Prellung, Hämatom seelisches Trauma: Schock, Trauer, Schreck
BORRETSCH **Borago officinalis**	hat Formkräfte, entzieht Wärme, bringt in Bewegung, wirkt entwässernd, zusammenziehend	Ödeme, Krampfadern, Thrombose, Venenentzündung
EUKALYPTUS **Eucalyptus globulus**	durchwärmt die Muskulatur, wirkt schleimlösend und entzündungshemmend	Blasenentzündung, Harnverhalten, Atemwegserkrankungen
HOCHMOORTORF **Solum uliginosum**	umhüllt, grenzt ab, bewahrt Ressourcen, regt den Wärmeorganismus an	Nervenschmerz, Rheumatische Beschwerden, seelische Erschöpfung
JOHANNISKRAUT **Hypericum perforatum**	hat eine starke Beziehung zum Licht, fördert die Aufmerksamkeit und erhellt die Seele	depressive Verstimmung, Angst, nervöse Unruhe, Nervenschmerz
KÜMMEL **Carum carvi**	bringt die Verdauung in einen Rhythmus	Verstopfung (Obstipation), Bauchkrämpfe
LAVENDEL **Lavandula angustifolia**	hat eine harmonisierende Wirkung auf Körper und Geist, vertieft die Atmung, gibt seelischen Raum	Unruhe, seelische Verspannung, Überreizung der Sinne, Schlafstörungen